Der Rote und der Schmalblättrige Sonnenhut waren schon bei den Indianern Nordamerikas für ihre Heilkräfte bekannt. Sie verwendeten sie zur Schmerzlinderung, als Entzündungshemmer, Krampflöser, als Gegenmittel bei Vergiftungen und generell zur Stärkung des Immunsystems. Für diese und noch viele andere Eigenschaften ist Echinacea auch in der modernen Medizin, Naturheilkunde und Homöopathie bekannt. Der Weg des Sonnenhuts vom Wundermittel zum Patentrezept ist spannend wie ein Krimi: Echinacea hilft bei einer Vielzahl von Beschwerden, es gilt jedoch auch Gegenanzeigen zu beachten. Wer Tee und Tinkturen selbst herstellen will, kann den Sonnenhut sogar im Kräutergarten anbauen.

Margaret Minker, geboren 1948 in England, arbeitete zehn Jahre lang als Redakteurin medizinischer Fachzeitschriften. Seit 1980 ist sie als freie Medizinjournalistin, Übersetzerin, Herausgeberin und Autorin vieler erfolgreicher Sachbücher tätig. Ihre Themenschwerpunkte sind Frauen und Gesundheit sowie Psychosomatik. Sie lebt in Italien und Bayern und ist Mitglied im »Arbeitskreis Frauengesundheit in Medizin, Psychotherapie und Gesellschaft e. V.«.

Margaret Minker

Die Kraft der Heilpflanzen
Echinacea

Deutscher Taschenbuch Verlag

Von Margaret Minker sind im Deutschen Taschenbuch Verlag erschienen: Naturheilkunde. Das Handbuch für Frauen.
dtv 36011
Der Mondring. Feste und Geschenke zur ersten Menstruation. dtv 36528
Hormone und Psyche. Frauen im Wechselbad der Gefühle.
dtv 36533
Mit Leib und Seele gesund. Psychosomatik für Frauen.
dtv 36034
Hysterektomie – ja oder nein? Was Frauen über eine Gebärmutteroperation wissen müssen. dtv 36543

Wichtiger Hinweis:

Die hier genannten Ratschläge und Therapie-Empfehlungen wurden von der Autorin aufgrund eigener Recherchen und Erfahrungen mit größter Sorgfalt ausgewählt. Um eventuelle gesundheitliche Schäden, für die weder die Autorin noch der Verlag haften, auszuschließen, beachten Sie bitte die Abschnitte ab S. 168. Im Zweifelsfall, zum Beispiel bei unklarer Diagnose oder ausbleibendem therapeutischen Erfolg, wenden Sie sich bitte an eine erfahrene Fachkraft.

Originalausgabe
Januar 1998
© Deutscher Taschenbuch Verlag GmbH & Co. KG,
München
Umschlaggestaltung: Christine Zillich
Umschlagfoto: © Thilo Härdtlein
Satz und Gestaltung: Hartmut Czauderna,
Gräfelfing auf Apple Macintosh, QuarkXPress
Gesetzt aus der 10,2/13˙ Stempel Garamond
Druck und Bindung: C. H. Beck'sche Buchdruckerei,
Nördlingen
Gedruckt auf säurefreiem, chlorfrei gebleichtem Papier
Printed in Germany · ISBN 3-423-36066-6

Inhalt

Für meine Freundin und Kollegin Renate Scholz
und unseren langen, gemeinsamen Weg
durch die ß Naturheilkunde

1. Das Geheimnis der Indianerwurzel
Wie der Sonnenhut nach Europa kam

Als Kleiner Bär das trockene Rasseln des Schlangenschwanzes vernahm, war es bereits zu spät. Wütend schoß der Kopf der Klapperschlange, die er im Vorbeilaufen aus dem Mittagsschlaf geschreckt hatte, nach vorn und erreichte sein ungeschütztes rechtes Bein. Noch im Fallen schrie er gellend um Hilfe. In der nahen Siedlung warfen sich Adlerkind und Wieselkopf, Kleiner Bärs Spielgefährtinnen, einen erschrockenen Blick zu und rannten los. Die Schlange war bereits wieder im braunen Gras verschwunden, als die beiden ihrem Freund mit einer Lederschnur, die sich Wieselkopf vom Hals streifte, das Bein über der Bißwunde fest abbanden und Kleiner Bär vorsichtig auf einem Sitz aus ihren verschränkten Händen nach Hause trugen. »Beweg dich möglichst nicht und versuch, so langsam zu atmen, wie du kannst«, riet ihm Adlerkind, die von ihrer Mutter – einer geachteten Medizinfrau im Volk der Omaha-Poncas – schon viel über Heilkunde gelernt hatte. »Dann kann sich das Gift nicht so rasch in deinem Körper ausbreiten.«

Minuten später sahen die Freundinnen gebannt zu, wie die Medizinfrau ein in Häute gehülltes Gefäß hervorholte, in das sie am Tag zuvor zerstoßene Wurzeln einer Heilpflanze gefüllt hatte. Mehrere Stunden lang hatte sie die daumendicken, graubraunen Wurzeln im Mörser zerstampft, bis ein dicker Brei entstanden war. Davon packte sie nun eine gute Handvoll auf die Bißwunde, verteilte den Brei sanft auf der Haut und wand schließlich einige große Blätter als Verband um das Bein.

»*Mika-hi*, der Geist der Kammpflanze, wird dir helfen, wenn du ganz still liegst«, sagte sie zu Kleiner Bär, der sehr bleich und kaum atmend auf seiner Matte lag. »Diese Behandlung muß jede Stunde wiederholt werden«, wandte sie sich an ihre Tochter. Adlerkind nickte. Solche Verbände hatte sie schon öfter anlegen geholfen: nicht nur bei Schlangenbissen, sondern auch beim Stich von Skorpionen oder giftigen Insekten, wenn die Wunde rasch angeschwollen war und große Schmerzen bereitete. »Ist das nicht Wurzelbrei von *inshtogahte-si*, wie du ihn sonst immer bei Augenentzündungen auflegst?«

»Ja«, bestätigte ihre Mutter, »du hast gut aufgepaßt. Doch die Pflanze hilft nicht nur den *inshta*, den Augen, sondern auch bei bösen Bissen und Stichen aller Art. Manche nennen sie *mika-hi* oder *ikigahai*, Kamm, denn den stacheligen Blütenboden kann man auch zum Auskämmen von Haaren und Wolle verwenden. – Aber jetzt setzt euch leise her und fächelt eurem Freund kühle Luft zu, während ich den Pflanzengeist bitte, das Gift in seinem Körper unschädlich zu machen.«

Mehr als ein dutzendmal mußte die Packung erneuert werden, bis die Farbe ins Gesicht des Jungen zurückkehrte. Zwei Tage lag Kleiner Bär noch sehr geschwächt auf seiner Matte und bekam in dieser Zeit große Mengen Wasser eingeflößt, mit ein wenig frisch gepreßtem Saft derselben Pflanze vermischt; das sollte seine Kräfte stärken und das Gift schneller aus dem Körper schwemmen.

Die Behandlung tat ihre Wirkung; Kleiner Bär erholte sich zusehends. Seine Freundinnen, die ihn abwechselnd rund um die Uhr gepflegt hatten, atmeten auf. Mit leisem Spott vertrieben sie die Tage der Besorgnis aus ihrem Lächeln. »Wahrscheinlich war das gar keine Klapperschlange, die dich gebissen hat«, neckte ihn Wieselkopf. »Kleine Bären fallen ja schon halbtot um vor Angst, wenn sie bloß eine Ringelnatter von weitem sehen!«

Echinacea für Mensch und Pferd

Geschichten vom Heilen mit dem Sonnenhut, wie Echinacea in unseren Breiten heißt, wurden wohl schon an vielen Lagerfeuern erzählt, denn die Geschichte der Heilpflanze Echinacea begann auf dem nordamerikanischen Kontinent, in der Volksmedizin indianischer Stämme. Neben den Omaha-Ponca, deren Sprache die Pflanzenbezeichnungen der obigen Erzählung entlehnt sind (1), verwendeten auch die Cheyenne, die Choctaw, Comanchen, Crow, Dakota, Delaware, Fox, Kiowa, Lakota, Meskwaki, Montana, Pawnee, Potawatomi, Teton Sioux und Winnebago nachgewiesenermaßen ganze Pflanzen der Gattung Echinacea oder Teile davon, vor allem die Wurzeln, zu vielerlei therapeutischen Zwecken.

Nicht alle weißen Neuankömmlinge, die sich im 18. Jahrhundert in den Gebieten der Ureinwohnerinnen und Ureinwohner Nordamerikas niederließen, lebten mit ihren indianischen Nachbarn auf Kriegsfuß, betrieben ihre Ausrottung und die Zerstörung der indianischen Kultur. Einige bemühten sich sehr um ein friedliches Nebeneinander, schlossen Freundschaften mit indianischen Familien – und lernten dabei oft Lebensrettendes über die Pflanzen- und Tierwelt ihrer neuen Heimat. Sie erfuhren, welche Pflanzen giftig und welche eßbar waren (auf diesem Wege gelangte zum Beispiel die Kartoffelknolle, bis dahin unter Weißen unbekannt, in angelsächsische Kochtöpfe); sie schauten indianischen Männern und Frauen das Pfeiferauchen, später auch den Tabakanbau ab, und sie lernten einiges darüber, wie sich einheimische Wurzeln, Kräuter, Blätter, Baumrinden und Blüten als Heilmittel nutzen ließen. Dabei stießen sie schon bald auf Echinacea, die vor allem bei den in der Prärie lebenden Indianerstämmen als Heilpflanze sehr beliebt war.

Der gute Ruf dieser Pflanze breitete sich rasch unter den Weißen aus. Zivil- wie auch Militärärzte lernten ihre Meriten kennen; Veterinäre und Pferdehalter schworen binnen kurzem auf ihre Qualitäten als Tiermedizin, die man ebenfalls den Indianern abgeschaut hatte. Im Jahr 1737 setzte der in Virginia lebende Botaniker John Clayton in seinem ›Katalog der in Virginia heimischen Pflanzen, Früchte und Bäume‹ der Echinacea-Wurzel ein erstes schriftliches Denkmal. Er beschrieb sie als »scharfschmeckend und sehr wirksam bei der Behandlung von Sattelwunden von Pferden«.

Indianische Heilzeremonien besitzen eine spirituell-religiöse Dimension, die weit über den medizinischen Akt des Behandelns, wie wir ihn kennen, hinausgeht. Aus diesem Grund, merkt der westlich ausgebildete Arzt und indianische Heiler Dr. Lewis E. Mehl in seinem hochinteressanten Werk ›Coyote-Medizin‹ an, hatte die amerikanische Regierung sie 1895 auch verboten; erst 1975 wurde dieses diskriminierende Gesetz wieder aufgehoben. Um solche Zeremonien ausführen, ja die dazu benutzten Gegenstände – etwa die heilige Medizinpfeife – auch nur berühren zu dürfen, muß man ganz bestimmte, traditionelle Initiationsweihen erhalten haben, erläutert die Schwarzfuß-Indianerin Beverly Hungry Wolf in ihrem Lebensbericht ›Die weisen Frauen der Indianer‹ (2). Weißen wurde die Ehre einer solchen Initiation nur äußerst selten zuteil, selbst wenn sie den indianischen Sitten und Gebräuchen nicht, wie die meisten ihrer Landsleute, verständnislos bis verachtungsvoll gegenüberstanden, sondern sich in die fremde Kultur einzufühlen versuchten. Bestimmte Anwendungsformen für Medizinpflanzen, etwa die Rauchtherapie (Einhüllen mit aromatischem Rauch), gingen daher nicht in die Behandlungspalette der Weißen ein. Andere Formen der Anwendung, etwa Breiauflagen, Umschläge oder Echinacea-Saft zum Trinken und Einreiben, dafür um so mehr. Für die weißen Farmer und ihre Familien, die oft meilenweit vom nächsten Nachbarn und Tagesritte vom nächsten Arzt entfernt lebten, wurde die Indianerwurzel bald zum unverzichtbaren Bestandteil der Hausapotheke.

Und sie blieb es über Jahrhunderte. »Alle alten Siedlerinnen und Siedler«, schrieb noch 1914 der Tierarzt Dr. J. S. Leachman aus Sharon, Oklahoma, »glauben fest an die Heilkraft der Echinacea-Wurzel und verwenden sie bei fast allen Arten von Krankheiten. Wenn eine Kuh oder ein Pferd nicht recht fressen mag, geben ihnen die Leute kleingeschnittene und unters Futter gemischte Echinacea. Ich selbst habe die Beobachtung gemacht, daß schwächliche Tiere, die auf diese Weise behandelt werden, alsbald wachsen und gedeihen.« (3)

Lange Zeit hindurch war der Sonnenhut in Nordamerika eine der beliebtesten und weit über ihre eigentlichen Verbreitungsgebiete hinaus bekannten indianischen Heilpflanzen überhaupt. »Von den Indianerstämmen der nordamerikanischen Prärien wurde Echinacea sehr wahrscheinlich für mehr Zwecke eingesetzt als irgendeine andere Pflanze«, konstatiert der Pflanzenforscher Steven Foster 1991 in seinem (noch nicht auf deutsch erschienenen) Buch ›Echinacea – Nature's Immune Enhancer‹, das den von Ausrottung bedrohten Echinacea-Arten gewidmet ist (4).

Und was ihre Medizinfrauen und -männer alles mit ihr anzufangen wußten, ist aus heutiger Sicht erstaunlich. 1986 faßte D. E. Moerman von der Ethnobotanischen Abteilung des Anthropologischen Museums der Universität von Michigan (5) zusammen, welche Anwendungsmöglichkeiten von Echinacea die verschiedenen indianischen Stämme kannten – zumindest noch bis ins zwanzigste Jahrhundert hinein und bevor ihre Kultur im Reservatsleben nicht wieder gutzumachenden Schaden erlitt. Die Liste ist lang und sehr vielfältig:

• *Schmerzlinderung:* Fast alle Stämme, die mit Echinacea arbeiteten, verwendeten dazu einen Aufguß aus zerkleinerten Blättern und Wurzeln oder auch den reinen Pflanzenpreßsaft, den sie etwa bei Nacken- oder Zahnschmerzen auf die schmerzende Stelle rieben. Die Omaha-Ponca linderten mit dem Brei zerstoßener Wurzeln Schmerzen an Armen und Beinen; die Teton Sioux schluckten den Brei auch bei Bauch- und Halsschmerzen; die Cheyenne stellten aus einer Wurzelabkochung ein schmerzlinderndes Mittel gegen Rheuma und Gelenkentzündungen her.

- *Entzündungshemmung:* Ein Aufguß der Blätter und Wurzeln diente den Cheyenne zur Heilung von Entzündungen der Mundschleimhaut, des Zahnfleischs und des Rachenraums, ein Wurzelabsud zur Heilung von Furunkeln. Die Kiowa kauten Echinacea-Wurzeln, wenn sie an Rachenentzündung litten; im Stamm der Comanchen verwendete man in diesem Fall hingegen einen Wurzelabsud, möglicherweise zum Gurgeln. Die Omaha-Ponca legten Wurzelbrei auf entzündete Augen.

- *Wundheilung:* Bei den Dakota, den Omaha und Ponca sowie den Winnebago galt Echinacea-Preßsaft als ausgezeichnetes Mittel für Waschungen, wenn sich jemand verbrüht oder verbrannt hatte – offenbar nicht nur seiner schmerzlindernden Qualitäten wegen (die schließlich auch kaltes Wasser besitzt), sondern auch, weil sich die Wundheilung damit beschleunigen ließ. Die Meskwaki legten Echinacea-Wurzelbrei auf Ekzeme.

- *Gegenmittel bei Vergiftungen:* Echinacea-Pflanzensaft oder Wurzelbrei standen bei zahlreichen Indianerstämmen hoch im Kurs, wenn es galt, Schlangenbisse und andere giftige Stiche und Bisse zu behandeln. Als ein solches Antidot (= Gegenmittel) wurde Echinacea bei den Dakota, Montana, Omaha-Ponca, Pawnee und Winnebago verwendet; letztere nutzten die Pflanze auch bei anderen Arten von Vergiftungen.

- *Krampflösung:* Als Heilpflanze mit krampflösender Wirkung verwendeten die Fox Echinacea-Wurzeln bei Magenschmerzen und Krampfanfällen; die Kiowa linderten damit starken, krampfartigen Husten; die Choctaw schluckten Wurzeltinktur gegen Husten und kolikartige Verdauungsbeschwerden, und die Crow bereiteten einen Tee aus getrockneten Wurzeln, wenn jemand über Magen-Darm-Koliken klagte.

- **Blähungslinderung:** Fox, Choctaw, Crow und Lakota kannten Echinacea-Wurzeln als gutes Mittel gegen Blähungen.
- **Mittel gegen Drüsenschwellungen:** Kinder und Erwachsene, die an Mumps erkrankten, bekamen bei den Dakota Echinacea-Saft auf die vergrößerten Lymphdrüsen aufgetragen; bei den Omaha, Pawnee, Ponca und Winnebago verwendete man dazu frisch gepreßten Pflanzenbrei, bei den Cheyenne eine Wurzelabkochung (sie wurde auch bei Pocken und Masern auf die Haut aufgetragen).
- **Immunstärkung:** Eines der heutzutage beliebtesten Einsatzgebiete für Echinacea, die Abwehr von Erkältungskrankheiten, war auch in der indianischen Volksmedizin bekannt: So kauten die Cheyenne wie die Crow Echinacea-Wurzeln, wenn sie den ersten Anflug einer Erkältung spürten.
- **Krebstherapie:** Das National Cancer Institute der USA verwahrt ethnomedizinische Berichte über indianische Heilerinnen und Heiler, die in mehr als 100 dokumentierten Fällen Echinacea erfolgreich bei Brustkrebs eingesetzt haben (6).
- **Durstlöschung:** Von den Cheyenne ist bekannt, daß sie frische Echinacea-Wurzeln kauten, wenn sie Durststrecken zu überwinden hatten: Die scharfschmeckende Wurzel regt den Speichelfluß stark an.

Viele ansteckende Krankheiten, darunter auch Geschlechtskrankheiten wie Gonorrhö und Syphilis, waren auf dem amerikanischen Kontinent unbekannt, bis Weiße sie aus Europa einschleppten. Viele Indianerinnen und Indianer fielen diesen neuen Infektionen, gegen die sie keine Antikörper und auch keine traditionellen Heilmittel besaßen, zum Opfer. Medizinmänner und -frauen versuchten verzweifelt, unter ihren Medizinpflanzen etwas zu finden, das zumindest die Symptome der Infizierten lindern und ihre Kräfte stärken konnte.

Echinacea schien sich auch hierfür anzubieten: 1828 berichtete der Naturforscher C. S. Rafinesque in seinem Werk ›Medizinische Flora‹, daß die Pflanze von einigen Sioux-Stämmen gegen Syphilis verwendet werde. Anderen Berichten zufolge setzten die Delaware in Oklahoma sie gegen Gonorrhö ein, und zwar sogar noch im fortgeschrittenen Stadium. Wie weit ihre Bemühungen Erfolg hatten, ist jedoch leider nicht genauer überliefert.

Solche Lücken in den ethnomedizinischen (= die traditionelle Medizin anderer Völker betreffenden) Aufzeichnungen weißer Forscher sind ziemlich typisch für das gesamte Wissenschaftsgebiet. Bis weit ins zwanzigste Jahrhundert hinein ging man mit derlei Informationsmaterial oftmals noch ziemlich nachlässig um. Nur wenige Ethnologen bemühten sich zum Beispiel um das Sammeln ausreichend vieler, gezielter, detaillierter Fallbeschreibungen und Anwendungsbeispiele, die den wissenschaftlichen Ansprüchen der medizinischen Forschung hätten genügen können. Nicht selten wurde das Heilwissen nichtweißer Völker auch schlicht und einfach als exotische Scharlatanerie abgetan. So gingen wertvollste Kenntnisse über Heilpflanzen, ihre Aufbereitung, Einsatzmöglichkeiten, Wirksamkeit und etwaige Nebenwirkungen oft schon verloren, bevor die Wissenschaft überhaupt begriffen hatte, welchen medizinischen Schatz diese Pflanzen bargen.

Ein Schicksal, das auch den Sonnenhut ereilte. »Ethnobotanische Daten über Echinacea wurden erst gesammelt, als man die eingeborenen Stämme, die sie verwendet hatten, bereits in Reservate getrieben hatte. Daher sind die ethnobotanischen Informationen über Echinacea bestenfalls fragmentarisch zu nennen«, merkt Steven Foster kritisch an. (7)

Viele Heilkenntnisse wurden mündlich nur sehr vereinzelt, schriftlich überhaupt nicht weitergegeben, oder sie blieben lediglich in Anekdoten erhalten: etwa die von dem Winnebago-Indianer, der Echinacea-Wurzeln kaute, um seinen Mundraum schmerzunempfindlich zu machen, und sich dann glühende Kohlen auf die Zunge legte – nur so »zur Show«, wie er Melvin

R. Gilmore, dem Gründer des weltweit ersten ethnobotanischen Labors in Missouri, erklärte. (8) Cheyenne-Mitglieder, die am – tagelang dauernden, sehr anstrengenden – heiligen Sonnentanz teilnahmen, kauten anderen Berichten zufolge die Wurzel, um ihren Durst und ihre Schmerzen nicht zu spüren.

Ein Indianer kennt keinen Schmerz, lautet ein alter Karl-May-Mythos. Wie alle Mythen, hat auch dieser einen wahren Kern: Schmerzen klaglos ertragen zu können, galt bei vielen Stämmen als wichtige männliche (aber auch weibliche) Tugend. Indische Yogi lernen, Schmerzen durch Meditation zu besiegen. Das indianische Geheimnis hieß vermutlich: Echinacea.

Weit verbreitet war der Sonnenhut jedoch nicht nur als Heilpflanze. Die Meskwaki und die Kiowa benutzten die getrockneten stachligen Köpfe der Pflanze zum Haarekämmen. Wetop, der Meskwaki-Name für Echinacea, bedeutet »Witwenkamm«. Kinder der Pawnee verwendeten die getrockneten Stengel für ein Spiel, bei dem sie zwei Pflanzenstengel umeinander wirbelten. Der Name der Pawnee für die Pflanze, *ksapitahako*, bezieht sich auf dieses Spiel. Andere Pawnee nannten den Sonnenhut *saparidukahts*, was soviel bedeutet wie »Pilzmedizin« – wohl weil der Sonnenhut mit seinen nach unten hängenden Blütenblättern recht viel Ähnlichkeit mit einem Pilzkopf hat.

Jeder Stamm hatte einen eigenen Namen für die Pflanze, die sie so vielseitig nutzten. Ethnobotaniker, oft nicht einmal der Sprache des Stammes mächtig, dessen Volksmedizin sie gerade erforschten, verstanden daher nicht selten etwas falsch oder erkannten nicht, daß von ein und derselben Pflanzengattung die Rede war. Neben dem fatalen Verbot indianischer Heilzeremonien, das die amerikanische Regierung erst 1975 (!) wieder aufhob, trugen auch solche Fehlinterpretationen, Ungenauigkeiten und Mißverständnisse das Ihre dazu bei, daß ein Großteil indianischen Heilwissens über Echinacea und andere Medizinpflanzen für immer verlorenging.

Unter vielfältigen Bezeichnungen war der Sonnenhut auch bei den weißen Siedlerinnen und Siedlern bekannt. »Indianerkopf« hieß er in der einen Gegend, »Schwarzer Sampson« (was soviel bedeutet wie Kraftprotz, in Anlehnung an den biblischen Samson) oder »Niggerkopf« in einer anderen, außerdem Klapperschlangenkraut, Hänger (*Droops*, wegen ihrer herabhängenden Blütenblätter), Skorbutwurzel, Kammblume, Igelkopf, Rote Sonnenblume, Missouri- oder Kansas-Schlangenwurzel.

Diese Namensvielfalt sorgte in Botanikkreisen immer wieder für Verwirrung: War damit auch wirklich immer ein Mitglied der Echinacea-Gattung gemeint? Und wenn ja, welches? Für die wissenschaftliche Beschreibung und medizinische Anwendung sind solche Fragen, wie das zweite Kapitel noch zeigen wird, von großer Bedeutung.

Echinaceas Einzug in die westliche Medizin

Immer wieder erwähnten weiße Ärzte und Pflanzenforscher im 19. Jahrhundert unter wechselnden Bezeichnungen eine wildwachsende Pflanze Nordamerikas, deren Wurzel einen beißenden, aromatischen Geschmack und eine karminative, also reinigende und blähungslindernde Wirkung besitze. Späteren Forschern gelang es nachzuweisen, daß es sich stets um die eine oder andere Echinacea-Art handelte. Ihre Beliebtheit als Heilpflanze war ständig gestiegen, und um 1850 zählte der Sonnenhut bereits zu den »Stars« der angloamerikanischen Naturheilkunde. Eine einflußreiche Gruppe weißer Ärzte, die sich »Eklektiker« nannten und der Wirkung von Heilpflanzen große Bedeutung beimaßen, hatte sie nämlich in ihren ›Eklektischen Heilmittel-Katalog‹ aufgenommen und trug durch zahlreiche Veröffentlichungen in medizinischen Fachblättern weithin zum Bekanntwerden von Echinacea bei.

Eklektisch, das heißt hier: »aus Vorhandenem auswählend«

vorzugehen, bedeutete für diese Mediziner (in jener Zeit ausschließlich Männer), aus allen damals verbreiteten medizinischen Lehren das ihnen besonders Zusagende auszusuchen und es zu einer eigenen Form ärztlichen Denkens und Handelns zu verbinden. Diese Vorgehensweise hatte einen großen Vorteil gegenüber der orthodoxen medizinischen Lehre, die sich seit dem ausgehenden 18. Jahrhundert zu formieren begann (und schließlich zu der Schulmedizin wurde, wie wir sie heute kennen): Eklektiker waren für vieles offen, was nicht ins neue, »aufgeklärte« Wissenschaftskonzept der Schulmediziner paßte. Weder verachteten sie indianische Heilkenntnisse als Humbug, nur weil damit auch bestimmte Rituale und magische Beschwörungsformeln verbunden waren, noch lehnten sie es ab, sich mit übertrieben anmutenden Berichten über die wundersame Heilwirkung von Pflanzen zu beschäftigen, nur weil die orthodoxe Medizin die entsprechenden Krankheiten (noch) für unheilbar hielt. Viele in den USA entwickelte medizinische »Außenseitermethoden« gründen sich auf Erfahrungen eklektischer Ärzte, die etwa zwischen 1830 und 1930 eine einflußreiche Minderheit innerhalb der amerikanischen Ärzteschaft darstellten.

Mit der Heilpflanze Echinacea hatte die weiße Medizin von indianischen Völkern ein kostbares Geschenk erhalten. Der Aufgeschlossenheit, mit der sich eklektische Ärzte ein Jahrhundert lang der Pflanzenheilkunde widmeten, ist es zu verdanken, daß die indianische Gabe noch heute Menschen in aller Welt zugute kommt.

Vom Wundermittel zum Patentrezept

Im 19. Jahrhundert war die Arzneimittelherstellung noch keinen so strengen Regeln und Standards unterworfen wie heute. Behördliche Qualitätskontrollen gab es kaum; Ärzte richteten sich nach überlieferten Rezepturen oder erfanden immerzu neue Mixturen, die sie selbst zubereiteten bzw. nach ihren individuellen Angaben von Apothekern zusammenmischen ließen und direkt an ihre Patientinnen und Patienten verkauften. Pharmagiganten, wie sie heute die Weltmärkte beherrschen, gab es noch nicht; die Arzneiherstellungsbetriebe waren mittelständische Werke, manchmal auch nur größere Apotheken. »Wundermittel« aller Art tauchten auf und verschwanden sang- und klanglos wieder, wenn sich herumsprach, daß sie eben doch kei-ne Wunder wirkten. Die Zahl der Kranken, an denen man mit allen möglichen und unmöglichen Tinkturen und Pillen herumdokterte (und sie dabei nicht selten gehörig vergiftete), ist Legion.

Manchmal allerdings gelang doch ein großer Wurf, wurde eine Heilpflanze entdeckt oder eine Mixtur ermittelt, die Kranke tatsächlich gesunden ließ. Dann spitzten wache Pharmazeuten die Ohren: Konnte man an die Rezeptur herankommen, die Mischung in größeren Mengen unters Volk bringen, die Heilpflanze selbst vermarkten? Und das womöglich, ohne viel Geld für die Entdeckung zu zahlen?

Auch Echinacea war ein solcher »großer Wurf«. Er gelang einem findigen Arzt namens Dr. H. F. C. Meyer, der aus Deutschland ins Land der unbegrenzten Möglichkeiten eingewandert war. Sein Sonnenhut-Präparat verfing sich, einer Flaschenpost ähnlich, im Treibnetz der auch damals schon geschickt nach Neuem fischenden, aufstrebenden Pharmaindustrie: eine Geschichte wie aus einem Wirtschaftskrimi.

In den siebziger Jahren des 19. Jahrhunderts pries besagter Dr. Meyer in seiner neuen Heimat Pawnee City, Nebraska, einen von ihm gemixten »Blutreiniger« als wahres Wundermittel an. Es sollte sowohl bei Rheumatismus wie bei Neuralgien, bei Kopfschmerzen, Rotlauf, Verdauungsbeschwerden, alten Geschwülsten und Geschwüren, offenen Wunden, Schwindelgefühl, Skrofeln, Augenerkrankungen sowie bei Kräutervergiftungen und Bissen von Klapperschlangen hervorragend wirken.

Ja selbst gegen Cholera, Pocken, Masern und Tollwut sei »Meyers Blutreiniger« einsetzbar, meinte sein Erfinder und untermalte seine Behauptungen mit zahlreichen Fallbeschreibungen, bei denen das Mittel großartig geholfen habe.

Solche Berichte, mochten sie vielleicht auch noch so übertrieben sein, ließen die Menschen aufhorchen. Immerhin waren zu jener Zeit keine Medikamente gegen potentiell tödliche Infektionskrankheiten bekannt, und auch ihre Ursachen lagen noch im dunkeln: Bakterien, Viren und andere Krankheitserreger waren noch nicht dingfest gemacht (das gelang erst dem Berliner Forscher und späteren Nobelpreisträger Robert Koch im Jahr 1882). »Schlechtes« oder »verunreinigtes« Blut lautete damals die allseits akzeptierte medizinische Erklärung für zahlreiche Erkrankungen. Kranke wurden zur Ader gelassen oder von Blutegeln ihres Lebenssaftes beraubt, bis sie am Blutverlust schier zugrundegingen. Blutreinigungskuren aller Art hatten Hochkonjunktur, und zahlreiche Ärzte boten ihre selbstentwickelten Mixturen als wahre Allheilmittel an.

Sechzehn Jahre lang vertrieb Meyer seinen »Blutreiniger« mit großem Erfolg, wenn auch ohne wissenschaftliche Basis: Zwar kannte er die Heilpflanzen, die er für seine Mixtur verwendete – neben Hopfen- und Wermut-Auszügen vor allem die Indianerwurzel Echinacea –, doch die genaue chemische Zusammensetzung ihrer Inhaltsstoffe war ihm nicht geläufig (schließlich war er Praktiker und kein Labormediziner). Alles, was er vorweisen konnte, waren Beschreibungen oftmals dramatischer Krankheitsverläufe, bei denen er seine Arzneimixtur eingesetzt hatte, und die Bestätigung dankbarer Patienten, die daraufhin gesundet waren. Medizinisch mochte das von großem Interesse sein; streng wissenschaftlichen Ansprüchen aber genügten solche ungenauen Dokumentationen nicht.

Doch Meyer war eben auch kein theoretisch arbeitender Wissenschaftler. Ihm ging es in erster Linie um seine Kranken, ums Heilen – und, last but not least, ums Geldverdienen. Mit einem

Patent auf seine vielverkaufte Arznei, meinte er, würde er sein Schäfchen wohl am besten ins trockene bringen. Eine patentierte Medizin würde ihm unliebsame Konkurrenz ein für allemal vom Halse halten (schließlich hatten auch andere Kollegen schon von der »Wunderdroge« Echinacea gehört und verwendeten sie in allerlei eigenen Mixturen). Ja, vielleicht könnte er damit sogar das große Geld verdienen, wenn es ihm nämlich gelänge, einer pharmazeutischen Firma sein Patent-Rezept zu verkaufen.

Gesagt, getan. Dr. Meyer begab sich zu einem Advokaten, der ihm dabei behilflich sein sollte, seinen »Blutreiniger« zu patentieren.

Rechtsangelegenheiten sind, wie ärztliche Behandlungen auch, Vertrauenssache. Und es passierte, was in solchen Fällen leider häufig geschieht: Der Advokat ergriff die Gelegenheit, das ausländische Greenhorn kräftig übers Ohr zu hauen und ihm ein Schriftstück als Patent anzudrehen, das keinerlei Rechtskraft besaß. Pflanzen lassen sich nämlich nach amerikanischem Recht bis heute nicht patentieren. Diesen Haken an der Sache verschwieg der Anwalt seinem unerfahrenen Klienten.

Meyer zahlte sowohl die »Patentrechte« als auch die Anwaltsrechnung (die nicht zu knapp ausfiel, wie wir vermuten dürfen). Der Advokat strich das Geld ein und lachte sich ins Fäustchen.

Im stolzen Bewußtsein, nun die alleinigen Verfügungsrechte über eine ungemein patente Heilpflanze zu besitzen, begab Meyer sich auf die Suche nach geeigneten Käufern, einem pharmazeutischen Unternehmen, das er von den Meriten seines »Blutreinigers« zu überzeugen hoffte. Ein paar angesehene Eklektiker, dachte er, würden sicherlich am ehesten anbeißen. In mehreren Schreiben wandte er sich daher an zwei weithin bekannte Fachleute aus Cincinnati, den Mediziner Prof. Dr. med. John King und den Pharmazeuten John Uri Lloyd, denen er seine Tinktur in höchsten Tönen schilderte und ihnen sein Patent zum Kauf anbot – »for a fabulous amount«, für eine riesige Summe, wie John Uri Lloyds Bruder Curtis G. Lloyd später anmerkte. (9)

Doch die erhoffte Antwort aus Cincinnati blieb aus. Glaubten die beiden Arznei-Experten etwa, der unbekannte Kollege vom Land sei bloß ein größenwahnsinniger Spinner, seine angeblich wunderheilsame Mixtur nichts als Scharlatanerie? Meyer war überzeugt: Wenn es ihm nur gelänge, King und Lloyd die Wirksamkeit seines »Blutreinigers« zu demonstrieren, würden sie sich bestimmt um sein Patent reißen. Und so griff er schließlich zu einem Drastikum: Unter ihrer Aufsicht und den Augen der Öffentlichkeit, erklärte er in einem erneuten Schreiben, werde er sich von einer Klapperschlange beißen lassen und alsdann die Heilkraft seines Mittels beweisen.

King und Lloyd erschraken. Dieser Mensch klang verrückt genug, seine Ankündigung tatsächlich wahrzumachen. Mit solch gefährlichen Selbstversuchen wollten sie jedoch nichts zu schaffen haben. Lieber erklärten sie sich bereit, sich die dubiose Tinktur doch einmal näher zu betrachten. Allerdings unter einer Bedingung: Meyer sollte erst einmal sein Betriebsgeheimnis lüften. King und Lloyd verlangten von ihm, die Bestandteile seines »Blutreinigers« offenzulegen und die verwendeten Pflanzen zur chemischen Analyse einzusenden. Dann erst wolle man weitersehen.

Meyer zögerte. Was, wenn das nur ein Trick war, hinter das Geheimnis seiner Arznei zu kommen und ihn um sein Geld zu prellen? Nein, seine Mischung würde er nicht verraten. Aber wenn die potentiellen Käufer dann das so mühsam geweckte Interesse wieder verlören? Meyer beschloß, ihnen einen Schritt entgegenzukommen, und sandte 1885 den Hauptbestandteil seiner Mixtur, die Indianerwurzel, zur Analyse an John Uri Lloyd.

Der identifizierte sie richtig als zur Gattung Echinacea gehörig. Doch das, schrieb er Meyer kühl, genüge leider nicht: Wenn ihm ernsthaft daran gelegen sei, sein Produkt in großem

Stil zu vermarkten – zum Beispiel mit Hilfe der Pharmafirma Lloyd Brothers, Incorporated –, müsse er schon die ganze Pflanze zur exakten Analyse einsenden.

Meyer gab nach. Am 7. Juni 1886 – ein Datum, das quasi als »Geburtstag« des Sonnenhuts in die pharmazeutischen Annalen eingehen sollte – schickte er mehrere Exemplare der Heilpflanze nach Cincinnati. Curtis Gates Lloyd, der Bruder des Pharmazeuten, bestimmte sie als *Echinacea angustifolia*, den Schmalblättrigen Sonnenhut. Eine Pflanze voll hochinteressanter chemischer Inhaltsstoffe – und ganz offensichtlich die wichtigste, für die Gesamtwirkung ausschlaggebende Arzneipflanze in Meyers Wundermixtur.

Jetzt ahnten die Pharmazeuten, welch gewinnträchtiger Fisch ihnen da unversehens ins Netz geschwommen war. Schließlich genügte ein Blick auf Meyers stolz präsentierte »Patenturkunde«, und den beiden Fachleuten war klar: Das angebliche Patent war rechtlich völlig unwirksam und keinen Pfifferling, ja »das Papier nicht wert, auf dem es geschrieben stand«. (10)

Damit zerplatzten Meyers Träume vom großen Geld wie eine Seifenblase. Die Firma Lloyd hingegen war um eine äußerst vielversprechende Arzneipflanze reicher – und ging natürlich sofort daran, ein eigenes Präparat daraus herzustellen.

Schon ab 1890 wurde »Meyers Blutreiniger«, den er inzwischen *Echinacea angustifolia* nannte, von einem starken Konkurrenten zur Seite gedrängt. Die neue Arznei hieß ganz schlicht *Echinacea* und entwickelte sich rasch zum größten Verkaufshit von Lloyd Brothers, Pharmacists, Incorporated. »In weniger als vierzig Jahren«, berichten die Lloyd-Chronisten in ihrer Verkaufsstatistik des Jahres 1921 stolz, »stieg Echinacea zum meistverkauften unserer pflanzlichen Präparate auf.« (11)

Daß Meyer bei Lloyds Echinacea-Vermarktung zumindest übervorteilt worden war, deuten auch die Heilpflanzen-Experten Prof. Dr. Rudolf Bauer und Prof. Dr. Dr. Hildebert Wagner an. Ahnungsvoll vermerken sie in ihrem 1990 erschienenen Echinacea-Handbuch für Naturwissenschaftler, der Deutsche habe vor der Kontaktaufnahme mit King und Lloyd »offenbar schon ein entsprechendes Patent angemeldet, ohne zu wissen, daß es sehr leicht zu umgehen sein würde«. (12)

Foster hingegen, der Lloyd als den ersten seriösen Echinacea-Produzenten Amerikas feiert, verteidigt die Firma gegen jeden Vorwurf unlauterer Geschäftsgebaren. Seines Erachtens fiel Meyers Tinktur unter die Vielzahl jener sogenannten »Patentrezepte«, die zwar patent erdacht, aber keineswegs patentiert waren (was ja auch den Tatsachen entspricht). Und wo kein Markenschutz vorhanden ist, da kann schließlich auch niemand darum betrogen werden …

Mit großem Eifer bemühte sich Lloyd Brothers, Inc., jeden Schatten eines Verdachts, hier sei vielleicht etwas nicht mit rechten Dingen zugegangen, zu zerstreuen. Unter dem Titel »Sollten von Ärzten gemachte Entdeckungen rechtlich geschützt werden?« veröffentlichte Curtis G. Lloyd im Jahr 1893 – Echinacea wurde zu jenem Zeitpunkt bereits in ärztlichen Praxen getestet – einen Artikel in der Fachzeitschrift eklektischer Ärzte (13), der allen etwaigen Kritikern (und vermutlich auch dem bitter enttäuschten Meyer selbst) den Wind der Empörung aus den Segeln nehmen sollte.

Vehement beklagt der Pharmazeut darin das Fehlen jeglichen patentrechtlichen Schutzes, das jeden Arzt, der irgendeine wichtige Erfindung mache, hilflos den »Scharen von Haien und Piraten« ausliefere, die es in jeder Branche gebe und die nur darauf warteten, jede neueingeführte Erfindung »zu kopieren und zu stehlen«. Ganz besonders gelte das »auf dem Gebiet neuer Arzneimittel oder der Anwendung altbekannter Mittel in neuen Indikationsbereichen, für die der Erfinder keinerlei finanziellen Ausgleich erhält«: eine schreiende Ungerechtigkeit, entrüstet sich der Verfasser, und das »eklatanteste Beispiel« dafür sei die Geschichte von Dr. H. C. F. Meyer, der die Heilpflanze

25

Echinacea kürzlich dankenswerterweise in die Medizin eingeführt habe.

»Von ihrer Wirkung überzeugt«, schreibt Lloyd, »versuchte Dr. Meyer schon vor Jahren, sich mittels eines Patentes zu schützen.« Ein gerissener Winkeladvokat jedoch habe sich seiner bemächtigt und ihm eine rechtsunwirksame Patenturkunde ausgestellt. Die vermeintlichen Rechte daraus habe Meyer dann später »gewissen Pharmazeuten« weiterverkaufen wollen – »für eine riesige Summe«.

Der arme Doktor, »ein Deutscher und als solcher nicht gänzlich vertraut mit unseren Gesetzen«, habe diese Offerte zweifellos völlig ehrlich gemeint, offenbar »vollkommen von den Erklärungen seines Anwalts überzeugt, daß er allein sämtliche Rechte an dieser Heilpflanze innehabe«. Aber natürlich habe keine Pharmafirma auf ein solches Angebot eingehen können.

Zweifelsohne, bekundet Lloyd, habe Meyer zumindest das moralische Recht gehabt, Geld für seine Arzneimittel-Einführung zu verlangen. »Doch wie viele Arzneimittelhersteller«, fragt er rhetorisch weiter, »respektieren heutzutage wohl ein ›moralisches Recht‹, wenn es schon so schwierig ist, sich auch nur die ›legalen Rechte‹ zu sichern?«

Das Resultat dieser überaus beklagenswerten Lücke im Patentrecht: »Andere ernten nun die Früchte von Dr. Meyers Arbeit und Anstrengungen.« Er, Lloyd, wolle mit diesem Artikel zumindest dafür sorgen, daß Meyers Name nicht in Vergessenheit gerate und er so doch zumindest »nicht um die Würdigung seiner Verdienste bei der Entdeckung von Echinacea betrogen wird, wenn er schon vom finanziellen Standpunkt aus die Früchte seiner Arbeit verloren hat.«

Ernstgemeinte Worte – oder ein Meisterstück der Demagogie, ein Versuch, die angeschmutzte Firmenweste durch öffentliche Krokodilstränen reinzuwaschen? Auffällig ist, daß Lloyd seinen Lesern immerhin ein paar recht wesentliche Details verschweigt. Zum Beispiel seinen vollen Namen (er zeichnet nur unverfänglich mit »C. G. Lloyd«, doch so hießen und heißen in den USA schließlich viele). Und er gibt auch nicht zu erkennen, daß sich hinter den von ihm zitierten »gewissen Pharmazeuten« die Firma Lloyd Brothers, Inc., verbirgt. Seine eigene Firma also, die gerade kräftig damit beschäftigt war, die Früchte von Meyers Arbeit – Moral hin oder her – in die eigenen Scheuern einzufahren.

Dies übrigens zunächst ganz gegen den Willen von John Uri Lloyd. So jedenfalls behauptet dieser in seinen firmenhistorischen Betrachtungen von 1924. (14) Er sei, gesteht er dort in theatralischer Selbstbezichtigung, gegenüber Echinacea höchst voreingenommen gewesen, habe Meyers übertriebenen Hymnen auf sein Präparat keinerlei Glauben geschenkt und sich immer wieder geweigert, eine Echinacea-Tinktur auf den Markt zu bringen, die nicht zuerst von Professor King höchstselbst getestet und für gut befunden worden war. Ein »unverzeihlicher Konservativismus«, wie er nun zugeben müsse, und die vergleichsweise späte Vermarktung »ein Anlaß zur Selbstkritik«.

Späte Ehrenrettung für Meyer, den er vierzig Jahre zuvor verdächtigt hatte, ein Scharlatan zu sein? Oder eben doch nur die bedauernden Worte eines Firmenmanagers, der den entgangenen Gewinn beklagt? Dem wahren »Entdecker von Echinacea« dürfte beides kaum ein Trost gewesen sein, falls er überhaupt noch davon erfahren hat. Sein Name ging zwar in die Medizingeschichte ein, doch ob er mit seinem Präparat *Echinacea angustifolia* wenigstens zu einem gesicherten Lebensabend gelangte, entzieht sich unserer Kenntnis. Von seinem späteren Verbleib und den Verkaufszahlen seiner Tinktur, nachdem das konkurrierende Lloyd-Präparat einmal den Markt erobert hatte, weiß die Chronik nichts weiter zu berichten.

Schulmedizin kontra Pflanzenheilkunde

Was der Pharmazeut damals »verspätete Vermarktung« nannte, wäre heute ein geradezu rasantes Tempo: Von der ersten Laboranalyse der Echinacea-Wurzel bis zur Tinktur-Herstellung zum Zweck klinischer Testung vergingen nur knapp vier Jahre. Weitere vier Jahre später wurde das Mittel bereits schwunghaft an Ärzte vertrieben, die es dann ihren Patientinnen und Patienten verordneten und verkauften. Lloyd konnte sich glücklich schätzen, einen Mediziner an seiner Seite zu haben, der diese Entwicklung heftig vorantrieb. Von den Erfolgen der Tinktur, die er an seinen Patientinnen und Patienten ausprobierte, war King binnen kurzem so angetan, daß er sie auch seiner krebskranken Frau verabreichte. Und tatsächlich: Unter den vielen Mitteln, die Mrs. King schon verordnet worden waren, vermochten einzig die Echinacea-Tropfen über lange Zeit Linderung der Beschwerden zu bringen. In einer Zeit, in der Operationen noch ohne Vollnarkose vollzogen wurden und die Diagnose Krebs fast immer einem Todesurteil gleichkam, bedeutete der Hinweis auf ein solches palliatives, also linderndes und die Lebensqualität verbesserndes Medikament sehr viel.

Meyers überschwengliche Lobesreden hatten King keineswegs zur Skepsis veranlaßt: Echinacea, schrieb er 1887, »ist ganz sicher einer sorgfältigen Prüfung durch unsere praktischen Ärzte wert; und sollte sie auch nur die Hälfte aller guten Eigenschaften besitzen, die er [Meyer] ihr zuschreibt, wird sie unseren Arzneimittelschatz auf jeden Fall sehr bereichern – eine Bereicherung, für die unser gesamter Berufsstand sowie auch die Kranken ihm ewigen Dank schulden werden«. (15)

Anerkennende und anspornende Worte, wie sie heutige Heilpflanzenforscherinnen und -forscher seitens der Schulmedizin kaum je zu hören bekommen. Ein großer Teil der Ärzteschaft steht pflanzlichen Mitteln, die nicht im Labor bis in winzigste Bestandteile chemisch zerlegt und wieder zusammengesetzt wurden, ohnehin mit Skepsis gegenüber. Und schon gar nicht mag sie denjenigen Glauben schenken, die eine exotische Pflanze plötzlich über den grünen Klee loben. Wundermittel gibt es nicht, lautet ein weitverbreitetes ärztliches Credo: Schließlich hat die Schulmedizin auch keine solchen anzubieten. Und nichts, so heißt es oft, sei schlimmer, als in Kranken falsche Hoffnungen zu erwecken.

Wie vielen Kranken allerdings *nicht* geholfen wurde, weil Schulmediziner jahrzehntelang nur aufs Chemie-Pferd setzten und der Naturheilkunde die kalte Schulter zeigten, darüber schweigen sich die Medizinstatistiken aus.

Unterstützt von Koryphäen wie King und anderen eklektischen Ärzten, von denen es in den USA damals an die zehntausend gab, erlebte das erste »offizielle« Echinacea-Präparat der westlichen Medizingeschichte einen steilen Aufstieg. Zahlreiche medizinische Berichte über seine Wirksamkeit erschienen, dazu die ersten umfassenden Beschreibungen dieser Arzneidroge. Darin hieß es unter anderem, Echinacea wirke antiseptisch und sei »geeignet, den Verlust von Körperflüssigkeiten zu korrigieren«. (16) Die Wirksamkeit der Pflanzentinktur bei Diphtherie und Typhus wurde dokumentiert; auch Bisse giftiger Schlangen, berichteten zahlreiche Ärzte, seien mit Echinacea-Tinktur in der Tat heilbar.

Im Lauf der Jahre wurde die Liste der Erkrankungen, bei denen sich nach Ansicht eklektischer Ärzte der Einsatz von Echinacea lohnte, immer länger. Kings Reputation als »Vater medizinischer Echinacea-Präparate« wuchs beständig, desgleichen die Gewinnkurve von Lloyd Brothers, Inc.

Die orthodoxen Schulmediziner, schon zur Jahrhundertwende den eklektischen Abweichlern ihres Standes alles andere als wohlgesonnen, betrachteten diese Entwicklung mit tiefem Mißtrauen (und, last but not least, verständlichem Neid). Seit jeher waren ihnen die »Quacksalber«, wie sie Eklektiker, Homöopathen und nichtärztliche Heilerinnen und Heiler in einem Atemzug abkanzelten, ein Dorn im Auge. 1909 fragte ein Leser des ›Journal of the American Medical Association‹ (JAMA), heute noch offizielles Blatt der Amerikanischen Ärzte-Gesellschaft (AMA), was es denn nun mit Echinacea wirklich auf sich habe.

Diese Anfrage kam dem AMA-Sprachrohr wie bestellt (und war es, wer weiß, vielleicht auch). Endlich bot sich damit ein willkommener Anlaß, weidlich über Echinacea und deren Anhänger herzuziehen.

»Wie viele andere geprüfte und für schlecht befundene Arzneidrogen«, wetterte der AMA-Herausgeber, »hat sie den guten Ruf, den Enthusiasten ihr vor Jahren zuschreiben wollten, nicht einlösen können.« Nur in Mixturen zweifelhaften Charakters würden Echinacea-Tinkturen überhaupt noch angewandt. Die Berichte über ihre angebliche Wirksamkeit seien allesamt »nicht bewiesen«. (17)

Im November des gleichen Jahres setzte das Pharmazeutische und Chemische Komitee der AMA noch eins drauf: Echinacea, hieß es in seinem Report, sei ohnehin nur von »unbekannten Ärzten« ohne glaubhafte Reputation als Wissenschaftler getestet worden. »Angesichts fehlender wissenschaftlicher Beweise für ihre Wirksamkeit erklären wir Echinacea der weiteren Erforschung für unwürdig, bevor nicht eindeutigere Beweise zu ihren Gunsten vorgelegt werden«, lautete das vernichtende Urteil.

Nicht wenige Ärzte fanden, hier gehe die AMA aber nun wirklich zu weit. »Mir ist nicht ganz klar, ob nun die Mitglieder des Komitees solche Dummköpfe sind oder ob sie wiederum einen Großteil der amerikanischen Ärzteschaft für geistig minderbemittelt halten«, erboste sich etwa der Herausgeber des Fachblatts ›The Medical Era‹ in einem Editorial. »Letzteres scheint mir nicht der Fall zu sein, denn es übersteigt ja wohl die

Grenzen des Wahrscheinlichen, davon auszugehen, daß zwanzig- oder dreißigtausend gute Ärzte sich freiwillig einem solchen Verdacht aussetzen, indem sie Tag für Tag, Fall für Fall, ein Präparat einsetzen, das völlig unwirksam ist. (…) Beim Geiste des großen Cäsar! Wann merken die Kerle da oben in Chicago endlich, daß Autoritäten längst nicht immer auch gute Ärzte sind, und daß der kleine, unbekannte Arzt es sich in seiner Praxis überhaupt nicht leisten kann, unwirksame Mittel zu verschreiben? (…) Ich kann mir nicht helfen, ich habe das Gefühl, hier ist ein Komplott gegen Echinacea im Gange.«

Doch solche vereinzelten Stimmen blieben ohne Echo. Immer mehr orthodoxe Mediziner schlossen sich der kategorisch ablehnenden Haltung ihrer Autoritäten an. Einige Jahre später nahmen auch zwei Veterinärmediziner vom staatlichen Bureau of Animal Industry (= Kontrollamt der Tierindustrie) das schon lange bekannte Tierheilmittel Echinacea aufs Korn. 1920 kamen sie anhand einiger Versuche an Meerschweinchen zu dem Schluß: »Es hat nicht den Anschein, als sei Echinacea (…) von irgendeinem Wert bei der Behandlung von Krankheiten, die von Mikroorganismen oder deren toxischen Produkten verursacht werden.« (18)

Damit, glaubte die Schulmedizin, war das endgültige Aus für Echinacea besiegelt.

Doch sie hatte die Rechnung ohne die Bevölkerung gemacht. Alle Versuche, die Heilpflanze selbst beziehungsweise die Ärzte, die sie verwendeten, in Mißkredit zu bringen, scheiterten an einer ganz einfachen »Abstimmung mit den Füßen«. In Scharen strömten die Menschen weiterhin in die Praxen alternativer eklektischer Ärzte und ließen sich von ihnen Echinacea-Tinkturen verschreiben. 1921 standen Echinacea-Präparate bereits an der Spitze aller Mittel, die aus amerikanischen Heilpflanzen gewonnen wurden. Und der Boom hielt weiter an.

Von der Golfküste über die Großen Prärien und das Zentrale Tiefland bis hin zu den Großen Seen im Norden, von den Appalachen im Osten bis zu den Rocky Mountains im Westen erstreckt sich die nordamerikanische Heimat des Sonnenhuts. Die größte Artenvielfalt findet sich, so ›Hagers Handbuch der Pharmazeutischen Praxis‹ (19), in Kansas, Arkansas, Oklahoma und Missouri. Doch auch in Virginia wuchsen vor Jahrhunderten zahlreiche Echinacea-Arten. Vieles deutet darauf hin, daß die erste Kunde von der Pflanze aus diesem Bundesstaat erstmals nach Europa drang.

Im ausgehenden 17. Jahrhundert – einer Zeit, in der Latein noch die offizielle, international verwendete Gelehrtensprache war – verzeichnete ein englischer Pflanzenforscher namens L. Plukenet in seinen botanischen Abhandlungen eine »amerikanische Chrysantheme«, der er den Beinamen »die Goldblätterige« gab. Allem Anschein nach handelte es sich dabei um den Roten Sonnenhut, der damals bereits, vermutlich als Samen, über den Ozean gereist und dann in England bis zur Blüte herangezogen worden war.

Aus Virginia sandte etwa zur gleichen Zeit ein Botaniker namens John Banister Samen einer Echinacea-Art an den Botanischen Garten von Oxford, wo sie erfolgreich zum Keimen gebracht wurden. In seiner ›Universellen Oxforder Pflanzen-Geschichte‹ von 1699 beschrieb Banisters englischer Kollege R. Morison alsdann die daraus erwachsene Pflanze und verwies besonders auf seine purpurfarbenen, sehr langen Blütenblätter – ein typisches Merkmal des Roten Sonnenhuts.

Einer der ersten Forscher, die sich eingehend mit der Flora ihres Heimatlandes beschäftigten, war John Clayton Jr. (1693–1773). Um 1735 sandte er per Schiff eingetopfte ganze Pflanzen (die während der gesamten, Monate dauernden Seereise sorgsam gegossen werden mußten), getrocknete Pflanzenteile,

Samen der Pflanze sowie einen von ihm verfaßten Katalog der in Virginia heimischen Flora an den damals sehr bekannten Leidener Arzt und Naturforscher Johann Frederick Gronovius (1690–1762) – »zur Kenntnisnahme«, wie wir heute sagen würden.

Leider war Clayton hier an einen Kollegen geraten, der es mit Quellenangaben nicht allzu ernst nahm, sondern sich lieber selbst mit fremden Federn schmückte. »Zu seiner großen Empörung«, berichtet Steven Foster, »veröffentlichte Gronovius Claytons Pflanzenkatalog im Jahr 1739 unter dem Titel ›Flora Virginica‹ – allerdings ohne Claytons Erlaubnis.« (20) Traurig, aber wahr: Diebstahl geistigen Eigentums gab es unter Wissenschaftlern zu allen Zeiten, und ein geschütztes Recht am eigenen Wort, das Copyright, existierte in dieser Form damals noch nicht.

Diese Erstausgabe von ›Flora Virginica‹ enthielt zwar eine schöne Beschreibung des Roten Sonnenhuts, jedoch noch keinen Hinweis auf seine medizinische Verwendbarkeit. Daß es sich hierbei um eine vielfach einsetzbare Heilpflanze handelte, erfuhren Europas Pflanzenforscher erst aus der zweiten, von Gronovius' Sohn Laurens Theodoor (1730–1773) herausgegebenen Ausgabe, die 1762 in Leiden erschien.

In Europa wuchs der Sonnenhut damals vor allem als Zierpflanze in botanischen sowie reicher Leute Gärten. Dies ganz besonders in England, wo ihr das regnerische und insgesamt eher kühle Klima ausgezeichnet zu bekommen schien, sowie in manchen Gegenden Deutschlands. 1776 schwärmte der Nürnberger Gartenbauer P. Miller in seinem ›Allgemeinen Gärtner-Lexikon‹ von der vielfarbigen Schönheit des Roten Sonnenhuts, von dem er annahm, er stamme aus dem amerikanischen Staat Carolina: »Die amerikanische Goldblume, mit einem Gemsenwurzblatt, einer erbsfärbigen Blüthe, und einer grossen Herfürragung, in der Mitte von einer dunkel purpurrothen, grünen und glänzenden Goldfarbe, insgemein die carolinische Zwerg-Sonnenblume genannt.« (21)

Was in Gärten prächtig aussieht, war damals jedoch nicht automatisch interessant für die Naturheilkunde. (Heute hat sich das geändert; siehe Kasten S. 37 f.) Und was indianische Medizinmänner und -frauen alles mit Echinacea anzufangen wußten, war in Europa damals noch praktisch unbekannt. Ärzte verwendeten in jenen Zeiten ohnehin eher mineralische als pflanzliche Substanzen für ihre Heilversuche: Mit dubiosen »Kräuterweiblein«, denen mancherorts noch immer der Hexenprozeß gemacht wurde, wollten sie nichts zu tun haben. Lieber verließen sie sich auf die Behandlung mit blei- oder quecksilberhaltigen Salben, Goldpülverchen, Blutegeln und Schröpfköpfen oder ließen ihre Kranken kräftig zur Ader – eine therapeutische Praxis, die dem Meißener Arzt und Begründer der Homöopathie, Dr. med. Christian Friedrich Samuel Hahnemann (1755–1843), die Zornesröte ins Gesicht trieb (siehe dazu ab S. 88).

So kam es, daß die Heilpflanze Echinacea in europäischen Veterinär- und Humanmedizinerkreisen über lange Zeit weitgehend unbeachtet blieb. Erst 1897, also mehr als 130 Jahre nach ihrer ersten europäischen Erwähnung als Medizinpflanze, referierte der deutsche Apotheker H. Beckurts im Fachblatt ›Apotheker Zeitung‹ (22) einen Artikel des bereits erwähnten John Uri Lloyd und wies dabei erstmals auf die Art Echinacea angustifolia als Arzneidroge für Menschen hin.

Mit dieser Veröffentlichung stieg die schöne Gartenzierpflanze unvermittelt zur interessanten Heilpflanze auf. Echinaceas Bekanntheitsgrad wuchs in der Folge geradezu in Windeseile. Nur zwei Jahre später erwähnte der deutsche Ethnobotaniker G. Dragendorff in seinem Werk ›Die Heilpflanzen der verschiedenen Völker und Zeiten‹ die Wurzeln von *Echinacea purpurea*, dem Roten Sonnenhut. Noch vor der Jahrhundertwende drang sein Ruf auch nach England, wo der Homöopath und Forscher

John Henry Clarke die Pflanze in sein ›Wörterbuch der Prakti-
schen Materia Medica‹ aufnahm, das 1900 in London erschien.
Bis nach dem Ersten Weltkrieg hatten bereits viele deutsche
Ärzte und Pharmakologen vom Sonnenhut zumindest gehört,
der in den USA gerade als »Shooting Star« zur Heilpflanze
Nummer eins aufgestiegen war.

Der Sonnenhut und die Homöopathie

Clarke gehörte zu den zahlreichen Ärzten in Europa und den
USA, die sich der Homöopathie nach Hahnemann verschrieben
hatten. In Deutschland, Frankreich und England, aber auch
Amerika gab es im ausgehenden 19. Jahrhundert bereits sehr ak-
tive Homöopathische Ärzte-Gesellschaften, die Hahnemanns
Erkenntnisse weiterverbreiteten und durch neue sogenannte
Arzneimittelprüfungen vertieften.

Für eine solche Arzneimittelprüfung wird das Prüfmaterial –
meist pflanzlichen, tierischen oder mineralischen Ursprungs –
zunächst einmal nach Hahnemannschen Vorschriften hergestellt (potenziert) und dann einer Reihe von gesunden Freiwilligen verabreicht. Diese müssen anschließend eine Zeitlang genau
beobachten und Buch darüber führen, was sich in ihrem Befinden tut und verändert. Wichtig sind sowohl körperliche als auch
seelische und geistige Symptome, denn homöopathische Mittel
erfassen laut Hahnemann stets den gesamten Menschen, die
ganze Persönlichkeit. Heute würden wir sagen: Sie wirken nicht
nur rein organisch, sondern psychosomatisch.

Ergeben sich bei diesen Prüfungen auffällige Übereinstim-
mungen bei den einzelnen Prüflingen, reagieren sie also mit gleichen oder doch sehr ähnlichen Symptomen auf die Verabrei-
chung des Mittels, wird daraus das sogenannte Arzneimittelbild
der Substanz erstellt: ein Katalog aller körperlichen, psychischen und geistigen Symptome, bei deren Auftreten im Krank-

heitsfall genau diese Substanz höchstwahrscheinlich das beste homöopathische Heilmittel darstellt.

Der erste, der *Echinacea angustifolia* einer solchen Arzneimittelprüfung unterzog, war der amerikanische homöopathische Arzt Dr. med. J. C. Fahnenstock aus Piqua, Ohio. Seine Ergebnisse, die im Jahr 1901 auch von der in Leipzig erscheinenden ›Allgemeinen Homöopathischen Zeitung‹ veröffentlicht wurden (23), werden im 5. Kapitel ab S. 92 näher dargestellt. Sein Londoner Kollege Clarke war von ihnen so beeindruckt, daß er *Echinacea angustifolia* auch in den europäischen Homöopathie-Arzneidrogenschatz aufnahm – und dafür sorgte, daß Fläschchen mit der sogenannten Urtinktur, dem Preßsaft der ganzen Pflanze samt Wurzeln, den langen Weg vom Neuen zum Alten Kontinent gesandt wurden, wo die Arzneidroge dann nach Bedarf potenziert und Kranken verordnet werden konnte.

Viele deutsche Homöopathen beschäftigten sich zu Beginn des 20. Jahrhunderts intensiv mit dem Sonnenhut, vor allem mit der Art *Echinacea angustifolia*. 1906 publizierte R. Kluge die Ergebnisse ihrer Arzneimittelprüfungen. 1924 wurde sie in Dr. Wilmar Schwabes ›Homöopathisches Arzneibuch‹ (24) aufgenommen, das 1934 zum offiziellen Arzneimittel-Handbuch der deutschen Homöopathie erklärt wurde. Erste umfangreiche Berichte über den Einsatz des Sonnenhuts als Homöopathikum bei Frauenleiden, Entbindungen, infizierten Wunden, Verbrennungen, Akne und Furunkeln erschienen. In seinem ›Lehrbuch der biologischen Heilmittel‹ (25) widmete der Pharmazeut Gerhard Madaus, Gründer einer Firma, die heute zu den bekanntesten Herstellern von Echinacea-Präparaten gehört, der Pflanze ein großes Kapitel und beschrieb zahlreiche Anwendungsgebiete. Innerhalb weniger Jahrzehnte hatte sich der Sonnenhut einen wichtigen Platz in der Homöopathie und Pflanzenheilkunde erobert.

Existenzbedrohte Echinacea

Während deutsche Naturheilkundler noch vorwiegend mit homöopathisch aufbereiteten Echinacea-Präparaten arbeiteten, zu deren Herstellung nur relativ kleine Mengen Urtinktur vonnöten sind, lief in den USA die Produktion von Lloyds Echinacea-Preßsaft bereits auf vollen Touren. Andere pharmazeutische Firmen waren ebenfalls auf den Sonnenhut gekommen und nutzten die Pflanze zur Herstellung von Präparate-Mischungen mit anderen pflanzlichen Tinkturen. Das Geschäft damit lief so gut, daß immer mehr Pflanzenpflücker und -pflückerinnen unterwegs waren, um Echinacea in der Natur aufzustöbern und zu ernten. Bis in die entlegensten Winkel des Verbreitungsgebiets drangen sie vor, um die steigende Nachfrage zu decken. Immer neue Echinacea-Arten wurden dabei gefunden und auf ihre Verwendbarkeit als Heilpflanzen hin geprüft.

Damals begann, was Steven Foster als »Raubzüge« anprangert: die Ausbeutung wildwachsender Echinacea-Bestände bis zu einem Punkt, an dem sie akut von der Ausrottung bedroht waren.

Schutz vor Ausrottung und Ausbeutung

Viel Geld könnten Botanische Gärten verdienen, wenn sie auf Offerten der Pharmaindustrie eingehen würden, ihr Pflanzenproben aus aller Welt für ein »Wirkstoff-Screening« zu überlassen. Sogar Gewinnbeteiligungen, falls daraus Medikamente entstehen, wurden bereits geboten. Und die Gewinnaussichten stehen nicht schlecht: Bis zum Jahr 2000, schätzt Andreas Gröger vom Bundesamt für Naturschutz, dürfte der Handel mit Medikamenten auf pflanzlicher Basis weltweit einen Umfang von jährlich 500 Milliarden Dollar erreichen.

Doch der deutsche Verband Botanischer Gärten will den finanziellen Verlockungen trotzen und bei dieser »Biopiraterie« nicht mitmachen.

Nicht den Gärten gebührt nämlich das Geld für die Pflanzen, sondern den Herkunftsländern beziehungsweise den Indianervölkern, aus deren Gebiet die jeweiligen Spezies stammen. So sieht es die internationale »Konvention von Rio« zum Schutz biologischer Artenvielfalt vor, die am 21. 3. 1994 auch von der Bundesrepublik Deutschland ratifiziert wurde. Danach haben die Vertragsstaaten selbst das Recht zu entscheiden, wer welches Pflanzenmaterial (und welche Tiere) zu welchen Zwecken bekommt, und können an etwaigen Gewinnen mitverdienen. Die Konvention soll nicht nur Flora und Fauna vor der Ausrottung schützen, sondern auch die Länder vor einer neuen Form der Ausbeutung: Beutezüge, den Raubzügen vergangener Generationen vergleichbar, bei denen der biologische Reichtum und das Heilpflanzenwissen vieler Völker für kommerzielle Zwecke ausgebeutet werden, ohne daß man die Betreffenden daran angemessen beteiligt. Die Konvention nutzt allerdings nur, wenn die Gesetzgebung der Vertragsstaaten mitzieht. In diesem Punkt ist auch Deutschland noch kein Vorbild.

Mitte der dreißiger Jahre war die Nachfrage nach Echinacea derart groß, daß erstmals Versorgungs-Engpässe auftraten. Der Export der Tinktur in europäische Länder mußte eingeschränkt werden. Das brachte die deutschen pharmazeutischen Hersteller von Echinacea-Produkten in eine mißliche Lage – und auf die Idee, es vielleicht selbst einmal mit dem gezielten Anbau des Sonnenhuts im eigenen Land zu versuchen.

Zwei Jahre vor dem Ausbruch des Zweiten Weltkriegs reiste Madaus selbst in die USA, um sich dort Samen oder Stecklinge der Art *Echinacea angustifolia* für den Anbau zu beschaffen – derjenigen Art, die bis dahin für die Preßsaftproduktion verwendet worden war. Bei der Rückreise hatte er zwar nicht das Pflanzenmaterial, aber immerhin das Versprechen in der Tasche, demnächst mit dem Gewünschten beliefert zu werden. Einige Monate später traf die Sendung ein. Doch die Früchte bzw. Samen entpuppten sich als zu einer anderen Art gehörig; sie stammten vom Roten Sonnenhut, *Echinacea purpurea*. Die internationale Lage ließ eine erneute Reise in die USA nicht ratsam erscheinen. Madaus nahm, was er hatte kriegen können, und legte Kulturen der Pflanze an. Und siehe da, sie wuchs, blühte und gedieh. Doch was noch wichtiger war: Ein Saft, aus den frischen Pflanzen gepreßt, erwies sich als ebenso wirksam wie der bisher verwendete Saft aus *Echinacea angustifolia*.

Damit wurde der Rote Sonnenhut in Europa in die Therapie eingeführt und entwickelte sich, wie die Wissenschaftler Bauer und Wagner anmerken, »zu einer der *Echinacea angustifolia* ebenbürtigen Arzneipflanze«. (26) Das Geschenk indianischer Völker an die westliche Medizin hatte in Europa ein neues Zuhause gefunden.

Bücher zum Weiterlesen:

Arvigo, Rosita: Mein Leben als Medizinfrau. Scherz Verlag, München 1995.

Donner, Florinda: Shabono. Eine Frau bei den Schamanen Südamerikas. Droemer Knaur, München 1966.

Hungry Wolf, Beverly: Die weisen Frauen der Indianer. Scherz Verlag, München 1994.

Jeier, Thomas: Das Lied der Cheyenne. Wilhelm Heyne Verlag, München 1966.

Mehl, Lewis E.: Coyote-Medizin. Geist und Erfolge indianischer Heilung. Droemer Knaur, München 1997.

Rätsch, Christian: Indianische Heilkräuter. Tradition und Anwendung. Ein Pflanzenlexikon. Diederichs Verlag, Köln 1987.

Storl, Wolf-Dieter: Von Heilkräutern und Pflanzengottheiten. Aurum Verlag, Braunschweig, 2. erw. Aufl. 1993.

2. Sonnenhut ist nicht gleich Sonnenhut
Zur Botanik von Echinacea

Amerikanische Chrysantheme, Igelkopf, Witwenkamm, Schwarzer Sampson – viele Namen trug der Sonnenhut, bevor die botanische Wissenschaft zu einer systematischen Namensgebung, der Taxonomie, überging und Ordnung im Wirrwarr schuf.

Solche Ordnungen sind nicht nur des wissenschaftlichen Dialoges wegen wichtig (schließlich muß man sich international einig sein, von welcher Pflanze denn nun ganz genau die Rede ist) und sie dienen auch nicht nur der Befriedigung persönlicher Eitelkeiten (wer eine Pflanze erstmals entdeckt und wissenschaftlich beschreibt, darf ihr den eigenen Nachnamen als Erkennungsmerkmal anhängen oder sie sogar nach dem eigenen Namen benennen). Ordnung muß sein, wenn es um konkrete Forschung geht – nicht nur, aber ganz besonders um die Forschung an potentiellen Heilpflanzen.

Nicht alle Abkömmlinge einer großen Pflanzenfamilie, in der es bedeutsame Heilpflanzen gibt, sind immer gleichermaßen nützlich für die Medizin. Eine kleine Abweichung in ihren Genen, in der chemischen Zusammensetzung ihrer Säfte und Inhaltsstoffe kann genügen, und die Schwester eines wertvollen Heilkrauts wird zum hübschen, aber medizinisch wertlosen »Un-Kraut«. Oder, was ebenfalls passieren kann, sie enthält plötzlich eine Substanz, die unangenehme Nebenwirkungen verursachen würde, einen miserablen Beigeschmack, der sich nur sehr aufwendig herausfiltern ließe, oder gar einen gefährlichen Giftstoff.

Die neue Ordnung der Pflanzen

Namentliche Genauigkeit ist daher erforderlich, wenn es um die Nutzung und den Anbau von Heilpflanzen geht. Bis die gesamte »Familie« des Sonnenhuts eindeutig identifiziert und exakt klassifiziert war, dauerte es ein paar Jahrhunderte. So etwas kam recht häufig vor, denn oft belegten Naturforscher eine scheinbare Neuentdeckung erst einmal mit eigenen Phantasienamen, bevor sich Jahrzehnte später herausstellte, daß die Pflanze schon anderswo beschrieben und benannt worden war oder die ursprüngliche Zuordnung zu einer Pflanzenfamilie revidiert werden mußte.

Im Jahr 1753 veröffentlichte der große schwedische Naturforscher Carl von Linné (1707–1778) eine binäre Nomenklatur, sozusagen ein doppelgleisiges System der Namensgebung für Pflanzen, das für jede Pflanze einen lateinischen Gattungs- sowie einen Artnamen vorsah. Dieses international verständliche Ordnungssystem wurde von seinen Kollegen als sehr praktisch anerkannt und allgemein übernommen. Von einigen Modifizierungen und Erweiterungen abgesehen, ist es im Prinzip bis heute gültig.

Jede Pflanzengruppe erhält zunächst einmal einen Familiennamen, unter dem alle Pflanzen zusammengefaßt werden, die ganz bestimmte äußere und innere (heute auch: genetische) Eigenarten gemeinsam haben. Jede Familie ist wiederum in verschiedene Stämme unterteilt. Jeder Stamm – botanisch »die Tribus« – umfaßt diverse Gattungen, manchmal viele hundert. Jede Gattung wiederum kann in Arten unterteilt werden, nicht selten Tausende. Und jede Art kann zahlreiche Varietäten aufweisen …

Botanische Namen für den Sonnenhut

Um dem jahrhundertelangen Wirrwarr in der botanischen Literatur ein für allemal ein Ende zu setzen, beschloß der Internationale Botanische Kongreß, der 1959 in Montreal stattfand, den Sonnenhut folgendermaßen ins gültige Botanik-System einzureihen:

- Er gehört zur Familie der Astern, lat. Asteraceae, Mitglieder der sogenannten Korbblütler (Compositen). In dieser Familie finden sich unter anderem auch die bekannten Heilpflanzen Arnika, Ringelblume und Echte Kamille.

- Echinaceas Stamm sind die Helianthen. Von einigen Systemikern wird dieser Stamm sogar als »Urstamm« – englisch »ancestral stock« – der gesamten Familie angesehen, aus dessen Erbmaterial sich ihres Erachtens alle weiteren Abkömmlinge entwickelt haben, und das seit Millionen von Jahren. Mit zirka 260 Gattungen und mehr als 3000 Arten ist der Helianthen-Stamm der weitaus größte innerhalb der Astern-Familie.

- Als Bezeichnung der Gattung wählte man einen schon seit längerem benutzten Begriff aus dem Griechischen: »echinos«, was Igel bedeutet. Ein wesentliches Merkmal dieser Pflanzengattung ist ja der stachelige, konisch nach oben gewölbte Blütenstandsboden, der die Blütenblätter trägt und in der Tat sehr an einen kleinen Igel erinnert. So entstand der Name Echinacea, unter dem der Sonnenhut heute international bekannt ist. Botanisch wird er mit E. abgekürzt. Außerdem bekam Echinacea noch den Beinamen MOENCH (in der botanischen Nomenklatur stets groß geschrieben), zu Ehren des Marburger Naturforschers C. Moench, der die Gattung 1794 erstmals systematisch beschrieb und bezeichnete.

- Anhand weiterer äußerer Merkmale unterschied man die einzelnen Echinacea-Arten voneinander. So bekam der Rote Sonnenhut die Bezeichnung Echinacea purpurea, der »Purpurfarbene«. Den Schmalblättrigen Sonnenhut nannte man Echinacea angustifolia, den Blaßfarbenen Echinacea pallida, und so fort.

Nach heutiger Systematik werden ein gutes Dutzend Echinacea-Arten samt einiger Varietäten unterschieden. Für die Heilkunde sind vor allem *E. purpurea* und *E. pallida* von Bedeutung. Und das nicht nur, weil sie mit die höchsten Anteile an pharmakologisch bedeutsamen Inhaltsstoffen besitzen. Sie haben darüber hinaus auch den unschätzbaren Vorteil, sich für den Anbau in großen Kulturen zu eignen und damit für die Medikamentenherstellung jederzeit verfügbar zu sein.

Andere Echinacea-Arten und -Varietäten haben diesen Vorzug nicht. Sie wachsen am liebsten in freier Natur, unter ganz bestimmten klimatischen Bedingungen, auf ganz bestimmten Böden. Und wenn sie diese nicht vorfinden, sterben sie. Weltweite oder auch nur regionale Klimaveränderungen, wie etwa Flußregulierungen, Deichbauten, Waldrodungen, das Ozonloch und andere menschliche Eingriffe in die Natur sie mit sich bringen, sind daher für solche Pflanzenarten – manchmal sogar ganze Gattungen, Stämme und Familien – oft bedrohlich oder tödlich. Gelingt es ihnen nämlich nicht, sich innerhalb entwicklungsgeschichtlich sehr kurzer Zeiträume, also ein paar Jahren oder Jahrzehnten, an die neuen Gegebenheiten anzupassen, sterben nicht nur die Angehörigen einer Pflanzengeneration, sondern die ganze Gruppe stirbt unwiederbringlich aus.

In den USA, berichtet der Pflanzenforscher Steven Foster, ist es bereits soweit: Seit den Echinacea-Raubzügen zu Beginn des Jahrhunderts, als der Sonnenhut kometengleich zur Heilpflanze Nummer eins aufstieg und Preßsäfte aus seiner Wurzel oder den ganzen Pflanzen zum Verkaufsschlager der Pharmazie geworden waren, sind mehrere Echinacea-Arten vom Aussterben bedroht.

Dazu kam es vor allem deshalb, weil der Preßsaft nicht nur aus den oberirdisch wachsenden Teilen der Pflanze, sondern auch aus ihrer Wurzel gewonnen wurde (und wird). Um auch nur ein einziges Pfund der so begehrten Echinacea-Wurzeln zu erhalten, mußte man mindestens acht bis zehn Wurzeln sammeln. Schon 1903 schlug ein Wissenschaftler der Kansas Academy of Sciences Alarm: Rund gerechnet zwei Millionen Wurzeln, berichtete er auf einem Kongreß der Akademie, seien allein in einem Jahr in Kansas gesammelt wurden, zusammen rund 100 000 kg Wurzeln. (1) Ein Jahr später warnte auch der Pharmakologe Prof. L. E. Sayre sein Land vor dem drohenden Verlust bestimmter Echinacea-Arten, vor allem *E. angustifolia* und *E. pallida*. Beide Arten, meinte er, seien schon beinahe ausgerottet, denn die Nachfrage sei sehr groß: »Vor etwa einem Monat bekamen wir vom Mittelsmann einer Firma im Osten einen Lieferauftrag über 20 000 kg Wurzeln, eine andere Firma möchte 10 000 kg, und mehrere weitere haben schriftlich um kleinere Mengen, je etwa 100 bis 150 kg, gebeten.« (2)

Bis heute ist die Lage für bestimmte Echinacea-Arten auf ihrem Heimatkontinent Amerika immer noch bedrohlich. Zum Glück für den Arzneimittelmarkt – und das heißt natürlich auch: für die Pflanzen selbst sowie für die vielen Menschen, denen ihre Inhaltsstoffe helfen können – erwiesen sich zumindest der Rote und der Blaßfarbene, mit Einschränkungen auch der Schmalblättrige Sonnenhut als widerstandsfähig, flexibel und gut verpflanzbar. Europäisches Klima und Bodenverhältnisse bekommen ihnen offenbar gut. So gelang Ende der dreißiger Jahre dem deutschen Pharmazeuten Madaus der Anbau von *E. angustifolia*, später auch *E. purpurea*. Einige Jahre danach zog das Haus Dr. Willmar Schwabe nach und baute auch *E. pallida* in größeren Kulturen an.

Seither beziehen zumindest die europäischen Hersteller von Echinacea-Präparaten ihre Rohstoffe größtenteils nicht mehr vom amerikanischen Kontinent und schon gar nicht mehr aus bedrohten wildwachsenden Beständen. In anderen Ländern jedoch, vor allem im Fernen Osten, sehen die Anbaumöglichkeiten weniger rosig aus. Und die »Raubzüge« gehen weiter ...

Tabelle 1: Echinacea auf einen Blick

Art	Aussehen	Besonderheiten	Vorkommen
E. angustifolia	Schmalblättriger Sonnenhut Höhe 10–15 cm, Stengel behaart bis borstig, teils verzweigt, Blätter lanzettförmig, dunkelgrün, rauhhaarig, Blütenköpfchen 1,5–3 cm hoch und 1,5–2,5 cm breit, Hüllblätter lanzettförmig, borstig, spitz, in 3–4 Reihen stehend, Zungenblüten 2–4 cm lang, abstehend, weiß, rosa oder purpurn, Pollen gelb	relativ kleiner Wuchs, Rauhhaarigkeit, kurze Blütenblätter, mehrjährige Pflanze	trockene (Prärie-)Böden, in Europa nur in der Schweiz und in Bayern kultiviert
E. atrorubens	Dunkelroter Sonnenhut Höhe 50–100 cm, Stengel glatt und hellgrün, untere Blätter manchmal gestielt, Zungenblüten kurz, stark nach unten gebogen, meist dunkelpurpurn, selten weiß oder rosa	auffällige Blütenblattfärbung und -biegung; seltene Art, von Ausrottung bedroht	östliches Oklahoma, Kansas, in Europa nicht kultiviert
E. laevigata	Glatter Sonnenhut sehr ähnlich wie E. purpurea, doch praktisch unbehaart, mit schmaleren Blättern, selten verzweigt, Blütenblätter rosa bis purpurfarben	»zweibeinige« Wurzel; seltene Art, vom Aussterben bedroht	lichte Wälder, sumpfige Wiesen; bekannt sind 15 Populationen in Pennsylvania, Virginia, Nord- und Süd-Carolina, Georgia und Alabama, in Europa nicht kultiviert
E. pallida	Blaßfarbener Sonnenhut Höhe 40–90 cm, Stengel meist unverzweigt, oben behaart, Blätter länglich, dunkelgrün, beidseitig rauhhaarig, Hüllblätter länglich, rauh, am Rand bewimpert, Zungenblüten zurückgebogen, 4–9 cm lang, purpurn, rosa oder weiß, Pollen weiß	Ölgänge in Mark und Rinde, höherer Wuchs, herabhängende Blütenblätter, mehrjährige Pflanze	lichte Wälder, Wiesen, felsige (Prärie-)Böden, in Europa weithin als Heilpflanze kultiviert

Art	Aussehen	Besonderheiten	Vorkommen
E. paradoxa var. paradoxa	**Gelber Sonnenhut** Höhe bis zu 1,20 m, Stengel und Blätter hellgrün, meist glatt, Blätter nie gesägt, Blütenkopf dunkelbraun, Zungenblüten gelb, relativ lang	auffällige Höhe und Blütenblattfärbung	kahle Hügel, lichte Wälder, felsiger (Prärie-)Boden, in Europa nicht kultiviert
E. purpurea	**Roter Sonnenhut** Höhe 60–180 cm, Stengel kräftig, verzweigt, meist kahl, Blätter eiförmig, zugespitzt, gesägt, bis 20 cm lang und 15 cm breit, Blattstiel bis 25 cm lang, Blütenköpfchen tief purpurn, Zungenblüten rosa bis purpurn, Pollen gelb bis orange	hoher Wuchs, breite Blätter, auffällige Blütenkopffarbe, Pflanze robust	lichte Wälder, Dickicht, karge Böden, in Europa weithin kultiviert, auch als Zierpflanze in anderen Farben und mit abstehenden statt hängenden Blütenblättern
E. sanguinea	**Blutroter Sonnenhut** Höhe bis 50 cm, Stengel rauhhaarig und dünn, Grundblätter elliptisch, Blätter meist borstig, Blütenkopf halbkugelig, Zungenblüten 4–9 cm lang, herabhängend, blutrot, Pollen gelb	auffällige Halbkugelform des Blütenkopfs, Farbe der Blütenblätter	offene sandige Ebenen, lichte Pinienwälder; in den USA vergleichsweise weit verbreitet, in Europa nicht kultiviert
E. simulata	siehe E. pallida, leicht mit dieser Art zu verwechseln	gelbe Pollen	Arkansas, Missouri, Illinois, Kentucky, in Europa nicht kultiviert
E. tennesseensis	**»Tennessee-Sonnenhut«** Höhe bis zu 60 cm, Stengel und Blätter weich behaart, brauner Blütenkopf, aufrecht abstehende, rosa bis purpurfarbene Zungenblüten	Blütenblätter hängen nicht herunter; sehr seltene, vom Aussterben bedrohte Art	trockenbödige Zedern-Lichtungen; bekannt sind 5 Populationen in Zentral-Tennessee; seit einigen Jahren auch in Erhaltungskulturen zur Rettung der Art

Quellen u. a.: Foster, Steven: Echinacea – Nature's Immune Enhancer. Healing Art's Press, Rochester 1995, und Bauer, Rudolf/ Wagner, Hildebert: Echinacea. Wiss. Verlags-GmbH, Stuttgart 1990.

Bücher zum Weiterlesen:

Plotkin, Mark J.: Der Schatz der Wayana. (Ein Botaniker im Amazonas-Regenwald.) Scherz Verlag, München 1994.

Röber, Rolf/ Fritz, Dietrich/ Naumann, W.-D. (Hrsg.): Das neue Gartenlexikon. 5 Bände. Mosaik Verlag, München, überarb. Aufl. 1996.

Ullmann, Marcela: Knaurs große Hausapotheke: Heilpflanzen. Droemer Knaur, München 1988.

3. Die Wirkstoffe des Sonnenhuts
Echinacea in der Pharmakologie

Der gezielte Anbau von Heilpflanzen zu medizinischen Zwecken ist nicht nur die beste Methode, Raubzüge in der Natur zu unterbinden und die betreffenden Pflanzen so vor der Ausrottung zu bewahren. Sie dient auch einem weiteren wichtigen Zweck: Verfälschungen der Droge (= Arznei oder Ursubstanz) mit medizinisch nutzlosen beziehungsweise minderwertigen Pflanzen oder Verunreinigungen mit völlig andersgearteten Pflanzen kann man auf diese Weise vorbeugen.

Nur diejenigen Heilpflanzen, die aus sorgfältig überwachten, stets den gleichen Boden-, Witterungs- und Zuchtverhältnissen ausgesetzten Kulturen stammen, sind auch von gleichbleibender Qualität. Von natürlichen Schwankungsbreiten abgesehen, haben sie jahrein, jahraus ungefähr die gleichen Mengen an wichtigen Inhaltsstoffen, und sie können vor möglichen Krankheiten und Ungeziefer gut geschützt werden (was bei Heilpflanzen stets mit biologischen, also nicht-verunreinigenden Mitteln bewerkstelligt wird). Das alles wirkt sich natürlich auch auf die Qualität der jeweils daraus hergestellten Präparate aus.

Hersteller, die mit nur in freier Natur vorkommenden Pflanzen arbeiten (müssen), stehen zum einen vor dem Problem, daß gelegentlich der Nachschub ausbleiben kann: »Schlechte Jahre« gibt es nicht nur bei Wein und Obst, sondern auch bei wildwachsenden Pflanzen. Zum anderen müssen sie oft strenge Naturschutzbedingungen beachten – was sie in aller Regel auch tun, denn sie sind natürlich selbst sehr daran interessiert, daß die jeweilige Heilpflanze nicht etwa ausgerottet wird.

Außerdem müssen die gelieferten Pflanzen oft mit großem Kosten- und Laboraufwand auf ihre Qualität hin geprüft werden: Ein einziger untergeschmuggelter Sack mit wertlosen, jedoch ähnlich aussehenden Pflanzen kann, wenn er nicht rechtzeitig aussortiert wird, eine ganze Lieferung ruinieren. Und so etwas geht ins Geld.

Fälscher machen so lange ein gutes Geschäft, bis sie auffliegen. Heute sorgen High-Tech-Labormethoden in pharmazeutischen Firmen dafür, daß das möglichst rasch passiert, denn kein Arzneimittelhersteller möchte gern seinen guten Ruf als Fabrikant von Qualitätsware aufs Spiel setzen. Früher waren die Analysemethoden noch weniger verfeinert, Fälschungen daher – vor allem in Zeiten der Rohstoffverknappung – durchaus an der Tagesordnung.

Die ersten Verfälschungen von Echinacea-Präparaten wurden in den USA schon gegen Ende des 19. Jahrhunderts bekannt, noch bevor der Sonnenhut-Boom so richtig losgegangen war. 1893 kamen zum Beispiel in den Gebieten östlich des Mississippi große Mengen einer minderwertigen Echinacea-Droge in den Handel. 1904 empörte sich der Bostoner Pharmazeut John Uri Lloyd darüber, daß man ihm die Wurzeln einer ganz anderen Pflanze, nämlich *Eryngium aquaticum* (Edeldistel, in Wassernähe wachsend), als *Echinacea-angustifolia*-Wurzeln habe andrehen wollen. Ein paar Jahre später wurden in der Region von St. Louis offenbar große Mengen des Korbblütlers *Parthenium integrifolium* gesammelt und als Schmalblättriger Sonnenhut in den Handel gebracht.

Gegen gerissene Geschäftsleute, die mit dem Nachschubproblem auf dem Heilpflanzenmarkt und der verblüffenden äußeren Ähnlichkeit vieler Pflanzen ziemlich viel Geld zu verdienen hoffen, sind Arzneimittelhersteller auch heute nicht vollständig gefeit. Und solche Verfälschungen können zudem für Aufregung in den Forschungslabors sorgen. So stellte sich etwa Mitte der achtziger Jahre heraus, daß eine ganze Reihe von laboranalytischen, in Fachblättern veröffentlichten Studien zu den Inhaltsstoffen des Roten Sonnenhuts völlig nutzlos waren: Sämtliche untersuchten Drogen waren nämlich, wie man erst später merkte, mit *Parthenium integrifolium* verfälscht gewesen. (1)

Eine peinliche Angelegenheit für die beteiligten Forscher – und hinausgeworfenes Geld für diejenigen, die die Droge angekauft und die Studien finanziert hatten. Mit Heilpflanzen aus überwachten Kulturen kann so etwas nicht passieren (und wenn doch, wären die Bösewichter im Zwischenhandel relativ leicht dingfest zu machen).

Vorsicht vor minderwertigen Arzneimitteln!

Nicht immer entspricht der Inhalt eines freiverkäuflichen Tees, einer Tinktur, einer Salbe usw. dem, was die Hersteller auf der Verpackung versprechen. Vorsicht beim Einkauf von naturheilkundlichen Präparaten ist jedenfalls immer dann geboten, wenn Sie am Produkt nicht genau ablesen können, welche Inhaltsstoffe verwendet werden, wo sie herkommen und welche Firma dahintersteht. Das gilt vor allem für Produkte aus dem Fernen Osten und für solche, die auf Märkten, in Esoterikläden oder aus »Naturprodukt«-Katalogen mit unbekanntem Ruf erworben werden. Apotheken, gute Reformhäuser, Drogerien und Supermärkte arbeiten hingegen in aller Regel ausschließlich mit eingeführten Arzneimittelherstellern, die qualitativ hochwertige Ware liefern. Damit ist zwar noch nichts über die jeweilige *Wirksamkeit* der Präparate für die Gesundheit gesagt (über vieles läßt sich wissenschaftlich trefflich streiten), doch immerhin kaufen Sie nicht die Katze im Sack.

Ein weiterer Vorteil von Kulturen besteht darin: Sehr ähnliche, doch von den Inhaltsstoffen her unterschiedliche Arten einer Pflanzengattung lassen sich getrennt anbauen und getrennt verwenden.

Das ist auch für die beiden Echinacea-Arten *E. angustifolia* und *E. pallida* bedeutsam: Es ist leicht, beide miteinander zu verwechseln. Und tatsächlich kam das nicht nur in der früheren Botanik-Literatur, sondern auch in vielen wissenschaftlichen Tests mit Echinacea immer wieder vor. Sind also alle Studien, die je zum Blaßfarbenen und/oder Schmalblättrigen Sonnenhut veröffentlicht wurden, im Prinzip wertlos, weil ungenau? Wer ohnehin nicht viel von Pflanzenheilkunde hält und sich geradezu diebisch über solche Hinweise auf »wissenschaftliche Fragwürdigkeit« freut, um sie dann gegen die besagten Pflanzen und ihre Nutzung zu verwenden, muß leider enttäuscht werden: »Als pragmatische Lösung«, kommentieren die Heilpflanzen-Experten Bauer und Wagner, »bietet sich deshalb an, beide Arten gleichermaßen zuzulassen.« (2) So groß sind die pharmakologischen Unterschiede beider Pflanzen nämlich nicht, als daß sich daraus ein »Casus knacksus« konstruieren ließe. Beide können im Prinzip für die gleichen medizinischen Zwecke eingesetzt werden.

Erleichternd für die Diskussion kommt heute außerdem hinzu, daß *Echinacea angustifolia*, der Schmalblättrige Sonnenhut, heute (außer in Deutschland) kaum mehr zur Arzneimittel-Herstellung verwendet wird. Die Pflanze gilt als relativ anspruchsvoll und gedeiht nicht überall, so daß das Anlegen von Kulturen, in Europa wie auch in den USA, auf Schwierigkeiten stößt. Die natürlich wachsende Art zu gefährden, wollen die meisten pharmazeutischen Firmen nicht auf sich nehmen – zumal ihnen mit dem Blaßfarbenen Sonnenhut eine gute Alternative zur Verfügung steht. Das gilt auch für Echinaceas ursprüngliche Heimat: Nach Angaben des amerikanischen Arzneidrogenhandels beträgt der Anteil von *Echinacea angustifolia* in den Echinacea-Präparaten heute nur noch maximal ein Prozent. (3)

Pflanzliche Wirksubstanzen

Wer sich über die Inhaltsstoffe von Heilpflanzen informiert, stößt dabei immer wieder auf die gleichen Begriffe: Es geht um ätherische Öle, Bitterstoffe, Flavonoide (Pflanzenfarbstoffe), Alkaloide (meist starke Gifte), Poly- und Oligosaccharide (Zuckerstoffe), Glykoproteine (Eiweiße), Harze, organische Säuren, Gerbstoffe (sie wirken adstringierend, also wundheilend), Vitamine, Mineralsalze, Spurenelemente und eine ganze Reihe weiterer Substanzen, die für die Wirkung des jeweiligen Pflanzenextrakts beziehungsweise eines im Labor herausgefilterten oder nachgebauten Medikaments auf pflanzlicher Basis eine Rolle spielen können.

Jede einzelne dieser Substanzen kann, in unterschiedlicher Weise, für die medizinische Wirksamkeit einer Heilpflanze mitverantwortlich sein. Manchmal genügen einige wenige dieser Inhaltsstoffe, um gemeinsam eine erwünschte gesundheitliche Wirkung zu erzeugen; gelegentlich reicht sogar ein einziger Inhaltsstoff dafür aus.

Viele Heilpflanzen jedoch entziehen sich solcher »Fraktionierung«. Sie können zwar chemisch zergliedert werden, aber nicht bis auf den Grund. Oder man stellt in Versuchsreihen fest, daß einzelne Komponenten der Pflanze längst nicht so gut gegen Bakterienbefall oder andere krankmachende Einflüsse wirken wie die Extrakte aus der ganzen Pflanze beziehungsweise aus einzelnen Teilen, etwa der Wurzel, den Blättern oder den Blüten. Die Inhaltsstoffe solcher Pflanzen wirken offenbar synergistisch, ziehen also an einem Strang: Jede einzelne Substanz fördert die Wirksamkeit der anderen. Und sie müssen wohl oder übel zusammenbleiben, damit das Heilpflanzen-Präparat auch die gewünschte Wirkung zeigt.

In der pharmazeutischen Industrie, vor allem in der orthodox-schulmedizinisch orientierten, werden solche Pflanzen nicht sonderlich gern gesehen. Denn natürlich wäre es viel einfacher, man müßte nur dem »Geheimnis« der Pflanze auf die Spur kommen, einen einzigen Wirkstoff herausfiltern, könnte ihn womöglich sogar im Labor chemisch nachbauen – und hätte damit ausgesorgt: Keine Nachschubprobleme mehr, keine Qualitätsschwankungen, und patentieren ließe sich das Ganze auch noch und so jahrzehntelang vor möglicher Konkurrenz schützen. Dem heutigen Pharmazie-Giganten Bayer gelang zu Beginn des Jahrhunderts mit dem Medikament Aspirin ein solcher Coup. Es enthält Acetylsalicylsäure; ihr Vorläufer, das Glykosid Salicin, ist in der Rinde der Weide (*Salix alba*) enthalten.

Die »Indianerwurzel« macht es den Arzneimittelherstellern nicht so einfach: *Den* Echinacea-Wirkstoff gibt es nicht. Stets müssen Extrakte aus der ganzen Pflanze beziehungsweise größeren Pflanzenteilen, vor allem der Wurzel, zur Produktion der Präparate verwendet werden.

Die Inhaltsstoffe des Sonnenhuts

Schon vor mehr als hundert Jahren wurde Echinacea erstmals chemisch auf ihre Inhaltsstoffe hin untersucht. John Uri Lloyds Laborleute fanden darin – ihren vergleichsweise noch groben technisch-analytischen Möglichkeiten entsprechend – kleinere Mengen eines farblosen Stoffes, den sie zunächst den pharmakologisch hochwirksamen Alkaloiden zurechneten, sowie eine farblose, saure, organische Substanz von anhaltend scharfem Geschmack, die sie nicht recht einzuordnen wußten.

Erst Anfang der fünfziger Jahre kam man in der pharmakologischen Echinacea-Forschung entscheidende Schritte weiter. In Tabelle 2 (siehe unten) sind die wichtigsten, bislang ermittelten Inhaltsstoffe der drei bedeutsamsten Echinacea-Arten zusammengestellt.

Den einzelnen Inhaltsstoffen jeweils eine eindeutige Wirkung im menschlichen Organismus zuzuordnen, ist aus den oben beschriebenen Gründen nicht in jedem Einzelfall möglich: Oft wirkt nur die ganze Arzneidroge auf eine bestimmte Weise, oder es müssen zumindest mehrere Komponenten zusammenkommen. Berichte über experimentelle und klinische Studien mit Echinacea-Präparaten finden Sie in Kapitel 4 ab Seite 63.

Tabelle 2: Was der Sonnenhut in sich hat

Art	Inhaltsstoffe	Vorkommen in	Wirkungen/Besonderheiten
E. angustifolia	Ätherische Öle (mehr als ein Dutzend, u. a. Borneol, Humulen, Pinen, Echinolon)	teils nur Wurzeln, teils auch Kraut und Blüten	Echinolon hat Juvenilhormon-ähnliche Wirkung
	Alkaloide (Tussaligin und Isotussaligin)	nur in Spuren in getrockneter ganzer Pflanze	keine lebertoxische Wirkung nachweisbar
	Alkylamide (u. a. Isobutylamide und evtl. Echinacein)	Wurzeln, teils auch Kraut	Echinacein für Stubenfliegen giftig; Mensch: erhöhter Speichelfluß, leichte örtliche Betäubung (Zunge)
	Flavonoide (u. a. Luteolin, Kämpferol, Quercetin, Rutin)	Kraut	Farbstoffe mit adstringierender Wirkung
	Harze (u. a. Öl-, Linol-, Carotin- und Palmitinsäure)	Wurzeln	noch nicht bekannt
	Kaffeesäure-Abkömmlinge (u. a. Echinacosid, Cichoriensäure, Chinasäurederivat)	vor allem Wurzeln	Hyalurinodase-Hemmung, evtl. antivirale und antibakterielle Wirkung

Art	Inhaltsstoffe	Vorkommen in	Wirkungen/Besonderheiten
E. angustifolia	Mineralstoffe (u. a. Kalium, Kalzium, Magnesium, Eisen, Aluminium, Silikat, Sitosterin)	Wurzeln (Kraut bislang nicht untersucht)	blutbildende, gewebestärkende Wirkung
	Polyacetylene	Wurzeln	sehr leicht flüchtige Substanzen
	Polysaccharide (u. a. Inulin, »Echinacina B«, Fructose)	ganze Pflanze, Fructose vor allem in Wurzeln	entzündungs- und reizhemmend (Haut, Atemwege); »Echinacina B« ist schwach immunstimulierend
	Vitamine nicht analysiert		
	weitere Stoffe (u. a. Proteine, Phytohormone)	Wurzeln, ganze Pflanze	Pflanze nicht vollständig analysiert
E. pallida	Ätherische Öle (mehr als ein Dutzend, vor allem Echinolon, Penta- und Tetradeca-Stoffe, Carophyllen, Pinen, Myrcen, Limonen, evtl. Echinolon)	teils nur Wurzeln, teils auch Kraut und Blüten	Echinolon hat Juvenilhormon-ähnliche Wirkung
	Alkaloide nicht nachweisbar		
	Alkylamide	siehe E. angustifolia	Studien unterscheiden nicht streng zwischen E. pallida und E. angustifolia
	Flavonoide (u. a. Luteolin, Kampferol, Quercetin, Rutin)	Kraut	Farbstoffe mit adstringierender Wirkung
	Kaffeesäure-Abkömmlinge (vor allem Echinacosid, Caftarsäure, Cichoriensäure, Chlorogensäure)	Wurzeln, teils auch Kraut und Blüten	Hyaluronidase-Hemmung, evtl. antivirale und antibakterielle Wirkung
	Mineralstoffe nicht analysiert		
	Polyacetylene	Wurzeln	

Art	Inhaltsstoffe	Vorkommen in	Wirkungen/Besonderheiten
	Polysaccharide (u. a. Fructose)	Wurzeln	Pflanze nicht vollständig analysiert
	Vitamine nicht analysiert		
	weitere Stoffe (siehe E. angustifolia)	Wurzeln	
E. purpurea	Ätherische Öle (mehr als ein Dutzend, u. a. Humulen, Borneol, Vanillin, Pinen, Limonen)	teils nur Wurzeln, teils auch Kraut und Blüten	noch nicht genau bekannt
	Alkaloide (Tussaligin und Isotussaligin)	nur in Spuren in getrockneter ganzer Pflanze	keine lebertoxische Wirkung nachweisbar
	Alkylamide (u. a. Isobutylamide)	Wurzeln, teils auch Kraut	noch nicht genau bekannt
	Arabinogalaktan	Kraut	stimuliert Freßzellen und Produktion von Interferon und Tumor-Nekrose-Faktor, hemmt Candida-Pilze und andere Erreger
	Flavonoide (vor allem Quercetin, Rutin)		Farbstoffe mit adstringierender Wirkung
	Kaffeesäure-Abkömmlinge (vor allem rechtsdrehende Cichoriensäure, Caftarsäure)	Kraut, Blüten, Wurzeln	Hyaluronidase-Hemmung, antivirale Wirkung
	Mineralstoffe nicht analysiert		
	Polyacetylene	Wurzeln	noch nicht erforscht
	Polysaccharide (u. a. P I und P II, Fructose)	Kraut, Fructose vor allem in Wurzeln	entzündungs- und reizhemmend (Haut, Atemwege); P I und P II haben stark immunstimulierende Wirkung
	Vitamin C	frische Blätter	immunstimulierend
	weitere Stoffe (u. a. Harze, Proteine, Glykoproteine, Phytohormone)	Wurzeln	Pflanze nicht vollständig analysiert

Man sieht an dieser Tabelle: Über Echinacea gibt es noch sehr viel laboranalytisch zu forschen. Und das, obwohl diese Heilpflanzengattung zu den am besten bekannten und meistbegehrten, zumindest in Europa und den USA, gehört.

Die Tatsache, daß nicht alle Sonnenhut-Arten und nicht alle Pflanzenteile beziehungsweise Zubereitungsformen aus ihnen gleichermaßen ausführlich untersucht worden sind, schlägt sich auch in den offiziellen sogenannten Monographien der Heilpflanze nieder.

Monographien (= Einzeldarstellungen) sind Kurzbeschreibungen einer Heilpflanze beziehungsweise desjenigen Teils von ihr, der zur Herstellung einer Arzneidroge verwendet wird. Aufgeführt sind darin ihre wichtigsten äußeren Erkennungszeichen, ihre inneren, oft nur unter dem Mikroskop erkennbaren Merkmale, ihre chemischen Bestandteile und so fort. Je nach Zweck der Monographie müssen außerdem noch die Anwendungsgebiete der Arzneidroge, Dosierungsanleitungen, mögliche Nebenwirkungen, Gegenanzeigen (Kontraindikationen) und andere Hinweise verzeichnet sein.

Die ersten, die Echinacea in ihren offiziellen Arzneimittelkatalog aufnahmen, waren die eklektischen Ärzte in den USA (siehe ab S. 18). 1916 folgte die amerikanische ›National Formulary‹, eine schulmedizinische Arzneimittel-Liste, die Monographien der Wurzeln von *E. angustifolia* und *E. pallida* aufnahm. In der Amerikanischen Homöopathischen Pharmakopoe von 1920 sah man beide Arten als so eng verwandt an, daß man sie nicht voneinander unterschied; das ist bis heute so geblieben. In Wilmar Schwabes ›Homöopathischem Arzneibuch‹ von 1924 fand sich der Blaßfarbene Sonnenhut überhaupt nicht; er wurde mit dem Schmalblättrigen gleichgesetzt. In der neuesten Ausgabe, revidiert 1981, kam die Monographie der frischen, oberirdischen Teile blühender *E. purpurea* hinzu. (4)

Das ›Deutsche Arzneibuch‹, 10. Ausgabe, enthält unter der Bezeichnung »Sonnenhutwurzel« eine Monographie von *E. angustifolia*. (5) Als Leitmerkmal dieser Pflanzenwurzel wurde darin das Echinacosid genannt (siehe Tabelle 2, S. 54). Spätere Studien ergaben allerdings, daß diese wichtige Substanz auch in der Wurzel des Blaßfarbenen Sonnenhuts vorkommt. Die Deutsche Arzneibuchkommission entschied daher, die vorliegende Monographie sei nicht exakt genug, und setzte sie vorläufig außer Kraft.

Seit beinahe zwanzig Jahren ringt die für Phytotherapeutika (= Mittel der Pflanzenheilkunde) zuständige Kommission E des früheren Bundesgesundheitsamtes in Berlin – heute Bundesinstitut für Arzneimittel und Medizinprodukte – mit Manuskriptbergen: Ihre Aufgabe ist es, sämtliche eingereichten Monographien pflanzlicher Arzneidrogen zu sichten und nach bestimmten formalen und inhaltlichen Kriterien zu bewerten. Nur Mitteln, die diese Hürde nehmen, wird die offizielle Zulassung als Medikament, das ärztlich verordnet (oder, falls rezeptpflichtig, verschrieben) und von den Krankenkassen erstattet werden kann, erteilt beziehungsweise nachträglich bestätigt; sie bekommen eine »Positiv-Monographie«. Wichtig sind vor allem der Nachweis der *Wirksamkeit* und der *Unbedenklichkeit* der Droge, sachgerechte Anwendung vorausgesetzt.

Mit dieser gesetzlichen Maßnahme, beschlossen Ende der siebziger Jahre, soll verhindert werden, daß sich Phantasieprodukte mit Phantasiewirkungen auf dem deutschen Arzneimittelmarkt breitmachen, deren Hersteller eine Menge Wunder versprechen, aber nichts tatsächlich beweisen und einhalten können.

Im heutigen Bundesinstitut für Arzneimittel und Medizinprodukte (BfAM) sind die einst eingesetzten Prüfungskommissionen noch fleißig am Werk. Die Stichtage für die Abgabe müssen immer wieder verlängert werden, denn bei vielen Heilpflanzen stellen sich im Lauf der Zeit neue Indikationen (= Einsatzbereiche) heraus, so daß die Monographien erweitert werden müssen.

Echinacea, die Vieluntersuchte, schaffte die Prüfung schon vor Jahren. Allerdings bezieht sich die von der Kommission E verabschiedete »Positiv-Monographie« nur auf den Preßsaft der oberirdischen Teile von *E. purpurea* und den Wurzelextrakt aus *E. pallida*. (6) Zum Wurzelextrakt des Roten Sonnenhuts sowie zu Arzneidrogen aus dem Kraut von *E. pallida* bzw. *E. angustifolia* wurden »Negativ-Monographien« verabschiedet, weil »die Wirksamkeit bei den beanspruchten Anwendungsgebieten nicht belegt« sei. (7) Da die Monographien jedoch ständig durch neue Studien ergänzt werden, ist durchaus damit zu rechnen, daß sich diese Bewertung noch ändert.

In der Kommission D, die sich mit den homöopathischen Mitteln zu beschäftigen hat, wurden mehrere Monographien verabschiedet: die der frischen, blühenden *E. angustifolia* und/oder *E. pallida* samt Wurzel, die des ganzen, frischen Roten Sonnenhuts sowie die seiner frischen Wurzel.

Die Kommission C, zuständig für anthroposophische Mittel, verabschiedete Echinacea-Monographien für sieben verschiedene, aus dem Schmalblättrigen und dem Roten Sonnenhut hergestellte Arzneidrogen.

Mit ihrem offiziellen Ja zum Roten Sonnenhut würdigten die Kommissionen eine Heilpflanze, die sich nicht nur in der indianischen Volksmedizin, sondern auch in zahllosen Studien der westlichen Medizin als außerordentlich erwiesen hat. (Näheres dazu finden Sie im vierten Kapitel ab S. 63.)

Die Heilpflanze als Ganzes würdigen

Wenn es nach den indianischen Medizinfrauen und -männern ginge, die Echinacea schon jahrhunderte- oder gar jahrtausendelang zur Heilung von Kranken einsetzen, so würden allerdings auch die umfassendsten Laboranalysen und Monographien bei weitem nicht genügen, die Pflanze adäquat zu würdigen. Etwas ganz Wichtiges, der »Geist« der Pflanze, wird bei der westlichen Art, mit einer Heilpflanze umzugehen, nämlich völlig außer acht gelassen: die Tatsache, daß sie ein lebendiges Wesen ist, eine »Persönlichkeit« besitzt. Niemand ruft den Pflanzengeist um Hilfe an, wenn Echinacea geerntet und genutzt wird. Niemand bedankt sich bei der Pflanze, daß sie ihr Leben hergibt, um anderen zu helfen. Kaum jemand schenkt ihr noch einen freundlichen Gedanken beim Einnehmen oder Auftragen des Präparats, das aus ihr gewonnen wurde.

Zum Umgang mit Heilpflanzen gehören, der traditionellen indianischen Volksmedizin zufolge, auch Behutsamkeit und Dankbarkeit der Pflanze gegenüber. In meinem Buch ›Naturheilkunde. Das Handbuch für Frauen‹ (8) habe ich diese Überlegungen bereits angesprochen, und ich möchte auch hier noch einmal darauf hinweisen:

Fauna und Flora unseres Planeten existierten, lange bevor die ersten Menschen darauf herumspazierten. Erst sehr langsam lernen wir (wieder), wie wichtig sie für uns und unser Wohlergehen sind – und wie unwichtig (oder vielmehr: oft höchst gefährlich) wir für sie. Wer Heilpflanzen nutzt, sollte sich darüber im klaren sein, daß sie ein kostbares Gut für uns bedeuten, das nicht verschwendet und nicht ausgerottet werden darf. Täglich verschwinden Hunderte von Pflanzenarten, darunter viele indianische Heilpflanzen, auf Nimmerwiedersehen, weil der Regenwald gerodet wird und brennt: ein Eingriff in unser planetarisches Ökosystem, der auch die Medizin teuer zu stehen kommen dürfte. Mit jedem Tag werden wir ärmer.

Die Ansicht, nur Pflanzen mit pharmakologisch analysierten Inhaltsstoffen und naturwissenschaftlich bewiesener Heilwirkung seien einer besonderen Beachtung wert, alle anderen mehr oder weniger »Unkraut«, zeugt nicht nur von Arroganz gegenüber unserer Umwelt, sondern auch von mangelnder Erkenntnisbereitschaft. Längst wissen wir noch nicht alles darüber, was eine Heilpflanze tatsächlich ausmacht. Ethnomedizinische Studien aus aller Welt erhärten immer wieder den Verdacht, daß ihre chemische Zusammensetzung allein nicht ausreicht, Heilwirkungen zu erklären. Pflanzen sind, wie Menschen und Tiere, lebende Wesen. Sie atmen, trinken, nehmen Nahrung auf, haben einen Stoffwechsel, wachsen, vermehren sich; ihr Organismus bildet jede Menge Hormone und Abwehrstoffe. Manche Pflanzen haben ein ausgeklügeltes Schutzsystem, das sie beinahe unsichtbar machen oder Feinde in die Flucht treiben kann; andere können über weite Strecken hinweg miteinander kommunizieren, einander vor Gefahren warnen oder ihr Leiden mitteilen (zum Beispiel Bäume, wenn sie gefällt werden, wie amerikanische Wissenschaftlerinnen und Wissenschaftler erst vor wenigen Jahren entdeckten).

Unser Unwissen über die Pflanzenwelt – über die Welt als Ganzes – ist weitaus größer als unser bisheriges Wissen. Jeden Tag werden neue Entdeckungen gemacht, die uns vielleicht weiterbringen, auch das Wesen der Flora und Fauna besser zu begreifen. Bis dahin tut zumindest ein bißchen Dankbarkeit den Lebewesen gegenüber, die uns gesundheitlich helfen oder unsere Nahrung bilden, sicher gut. Und wer weiß, vielleicht wird eines Tages mit westlich-wissenschaftlichen Methoden einwandfrei bewiesen: Ein Rosmarinzweig, der einfach aus dem Strauch gerupft wird, würzt weniger gut als ein sorgsam und dankbar abgeschnittener. Ein Echinacea-Preßsaft, der aus liebevoll und mit gärtnerischer Sorgfalt kultivierten Pflanzen stammt, wirkt besser als einer aus Pflanzen, die mühevoll um ihr (Über-)Leben kämpfen.

Möglicherweise können wir dann erst begreifen, was es heißt, Heilpflanzen in ihrer Ganzheit zu würdigen.

Bücher zum Weiterlesen:

Minker, Margaret: Naturheilkunde. Das Handbuch für Frauen. Verfahren, Beschwerden und Beratung von A bis Z. Deutscher Taschenbuch Verlag, München 1995.
Sengupta, Christine/ Grob, Peter/ Stüssi, Hans: Natur in Pillen und Tropfen. Naturheilmittel. Ein kritischer Ratgeber für die Bundesrepublik. Deutscher Taschenbuch Verlag, München 1993.

4. Was Echinacea leistet
Medizinische Studien an Zelle, Tier und Mensch

Im Prinzip geht es bei Arzneidrogen-Studien immer wieder um die gleichen Fragen:

- *Welche Wirkungen können beobachtet werden* – im Labor, beispielsweise an Bakterienkulturen, in Computer-Simulationstests, in Labortier- oder veterinärmedizinischen Versuchen, in Studien an gesunden oder kranken Menschen? Hierbei geht es um den Nachweis, ob eine Substanz überhaupt etwas bewirkt, wenn sie mit Krankheitserregern oder kranken Lebewesen in Kontakt gebracht wird und sich nicht etwa ganz indifferent verhält. Ein solcher *Wirkungsnachweis* ist nur teilweise identisch mit dem Nachweis der *Wirksamkeit* eines Mittels bei bestimmten Erkrankungen oder in der Präventivmedizin. Im Extremfall ist schließlich auch eine Vergiftung eine Wirkung – allerdings eine höchst unerwünschte. Die Schwierigkeit besteht oft darin, erwünschte, die Heilung fördernde, von unerwünschten (Neben-)Wirkungen zu trennen.

- *Auf welche Weise wird die Wirkung erzielt?* Dabei erforscht man, wie und wo eine Substanz in den Organismus eingreift, zum Beispiel, indem sie die Blutgefäße verengt oder erweitert, Immunzellen zu erhöhter Aktivität, Drüsen zu Sekret- bzw. Hormonausschüttung veranlaßt, und so weiter. Im Labor wird dabei außerdem festgestellt, ob die Substanz etwa Krankheitserreger direkt angreifen, an der Vermehrung hindern oder gar abtöten kann. Erforscht wird also der *Wirkmechanismus* einer Arzneidroge. Läßt dieser sich gut belegen, gilt das als wertvoller Hinweis auf ihre Wirksamkeit im

Krankheitsfall. Läßt er sich schlecht belegen, bleiben Zweifel. So erging es zum Beispiel lange Zeit den Mitteln der Homöopathie (siehe dazu ab S. 88). Doch auch schulmedizinisch eingesetzte Mittel verhalten sich in Reagenzglas-Versuchen oft indifferenter, als den Forschenden lieb ist. Der (noch) nicht im Labor nachgewiesene Wirkmechanismus ist also kein schlüssiges Indiz für mangelnde Wirksamkeit einer Arzneidroge.

- *Wie wirksam ist die Arzneidroge im Krankheitsfall oder zur Vorbeugung?* Bei solchen Studien kommt es im wesentlichen auf den Vergleich an: mit dem Erfolg (oder Mißerfolg) anderer Mittel, mit Scheinmedikamenten (Placebos) oder auch ganz einfach mit völlig unbehandelt gebliebenen Kranken – letzteres zum Beispiel, wenn sonst keinerlei Mittel gegen die Krankheit zur Verfügung steht oder diese als unbedrohlich eingestuft wird. Solche Vergleichsstudien müssen nach ganz bestimmten, international anerkannten Regeln durchgeführt werden, sonst heißt es sofort – und oft hämisch: »Ungültig, methodische Fehler!« Als besonders aussagekräftig gelten sogenannte *Blindstudien*: Die Freiwilligen wissen nicht, ob sie jeweils ein Scheinmedikament oder ein echtes Mittel erhalten haben; das soll »psychosomatischen Heilungseffekten«, die die Studie verfälschen könnten, vorbeugen. Noch eindeutiger sollen sogenannte *Doppelblindstudien* sein; dabei wissen nur die Versuchsleiter, nicht aber Ärzte und Freiwillige, ob sie jeweils ein Placebo oder das Test-Medikament verabreichen beziehungsweise bekommen. (Doppelblindstudien sind jedoch ethisch äußerst fragwürdig, vor allem, wenn es dabei um schwerere Krankheiten und/oder erst nach längerer Zeit richtig »greifende« Medikamente geht: Wer kann verantworten, eine Gruppe kranker Menschen um der Forschung willen einfach unbehandelt zu lassen? Viele Ärztinnen und Ärzte lehnen es daher ab, solche Studien vorzunehmen.) Ebenfalls als wissenschaftlich beweiskräftig gelten darüber hinaus *gut do-*

kumentierte Einzel-Behandlungen, wie sie sehr viele niedergelassene Ärztinnen und Ärzte immer wieder in ihren Praxen durchführen. Je mehr »Fälle« präsentiert werden können, bei denen ein bestimmtes Mittel offenbar geholfen hat, um so besser. – Aus all diesen Versuchen zieht man Schlüsse über die *praktische Wirksamkeit* der Arzneidroge, dazu auch über ihre sogenannten Nebenwirkungen und Kontraindikationen (= Bedingungen, unter denen das Mittel besser nicht angewandt werden sollte).

• *Welchen Inhaltsstoffen oder welcher Einzelsubstanz sind Wirkung und Wirksamkeit der Arzneidroge zu verdanken?* Hier geht es um den Nachweis der Wirksubstanz(en). Er ist vorwiegend Aufgabe der Laborfachleute. Oft dauert es Jahre oder gar Jahrzehnte, bis sie fündig werden, denn viele Wirksubstanzen sind auch mit hochempfindlichen Labormethoden nur schwer einzeln dingfest zu machen, oder es ist schwierig nachzuweisen, daß genau diese Substanzen für die Wirkungen einer Droge verantwortlich sind.

• *Unter welchen Bedingungen ist die Wirksamkeit der Arzneidroge am höchsten, sind ihre Nebenwirkungen am geringsten?* Hier geht es um die beste Verabreichungsform (als Dragee, Injektion, Tropfen usw.) sowie die beste (wirksamste, gleichzeitig am wenigsten schädliche) Dosierung der Arzneidroge, um das »Timing« der Therapie (wann wird sie vom Stoffwechsel am besten aufgenommen, wann am raschesten abgebaut?) und andere wichtige Fragen, die mit ihrer Anwendung zu tun haben.

Wirkmechanismen des Sonnenhuts

Oft gibt bereits die chemische Zusammensetzung einer Pflanze Hinweise darauf, wofür sie sich möglicherweise als Arzneidroge eignen könnte. Enthält sie zahlreiche ätherische Öle, kann man aus ihr wahrscheinlich entspannungsfördernde oder auch geistig-körperlich anregende Tees und Tinkturen bereiten (z. B. Lavendel oder Rosmarin). Andere Öle eignen sich für den Einsatz bei Erkältungskrankheiten (z. B. Minze, Eukalyptus). Bitterstoffe regen oft die Verdauung an (z. B. Enzian), Gerbstoffe wirken adstringierend, können also unter Umständen Blutungen stillen helfen (z. B. Arnika). Schleimstoffe sind oft wirksam bei Husten (z. B. Malve); Phytozide sind ein Hinweis darauf, daß die Pflanze bakterienhemmende, desinfizierende Eigenschaften besitzt, und so fort.

Bis in die fünfziger Jahre hinein waren Echinacea-Präparate zwar schon von vielen deutschen Ärztinnen und Ärzten erfolgreich in der Praxis angewandt worden; über den Wirkmechanismus wußte man jedoch, in Ermangelung empfindlicher Labortechniken, noch herzlich wenig. Klar war bislang nur: Echinacea wirkt offenbar kaum direkt auf Krankheitserreger ein. Weder in vitro (= im Labortest, etwa an Bakterienkulturen) noch in vivo (= in Testreihen an Versuchstieren oder auch freiwilligen Versuchspersonen) konnte die Echinacea-Tinktur das Wachstum von krankmachenden Bakterien oder Viren deutlich und unmittelbar hemmen oder sie gar abtöten.

Dennoch wurde immer wieder eine Beobachtung gemacht: Gibt man Echinacea-Saft auf chronisch eiternde Wunden oder behandelt man Hautkranke damit, deren Haut sich sekundär (= nach Ausbruch des eigentlichen Leidens, etwa einer Herpeserkrankung) infiziert hatte, so regenerieren sich die Gewebe erstaunlich schnell und heilen früher ab als unbehandelt gebliebene. Wie ist das zu erklären?

Echinacea im Labortest

1952 gelang dem Arzneimittelforscher K. H. Büsing erstmals ein Durchbruch: Er zeigte, daß Echinacea-Preßsaft *ein bestimmtes Enzym zu hemmen vermag*, das für den Flüssigkeits- und Stoffaustausch zwischen Zellen und Gefäßwänden verantwortlich ist – und damit auch für das Eindringen und die Ausbreitung von Krankheitserregern im Gewebe. (1) Dieses Enzym, Hyaluronidase genannt, dient unter anderem Spermien dazu, Eizellen zu »knacken«: Ohne die Hilfe dieses Enzyms, das die Hülle der Eizelle ihnen liefert, könnte keines von ihnen ins Ei hineingelangen und es befruchten.

Auch Krankheitserreger haben, vereinfacht gesagt, dieses Enzym im Gepäck und durchbrechen damit Zell- und Gefäßwände im menschlichen und tierischen Organismus. Echinacea-Tinktur schiebt dem einen Riegel vor; die Keime können sich also nicht mehr so gut ausbreiten.

Büsings Studien wurden später von anderen Forschern bestätigt. Sie fanden sogar, daß relativ hochkonzentrierte Echinacea-Tinktur das Enzym Hyaluronidase ebensogut hemmt wie eine vergleichbare Menge des bekannten Entzündungshemmers Cortison. Echinacea hat also eine *cortison-ähnliche* Wirkung. (2)

Wenige Jahre danach wurde ein weiteres Wirkprinzip von Echinacea-Preßsaft gefunden: In Tierversuchen erwies sich, daß die Heilpflanzen-Tinktur es fertigbringt, erkrankte Gewebe zur *Fibroblasten-Vermehrung* anzuregen. (3) Fibroblasten sind Vorstufen von langgezogenen, spindelförmigen Bindegewebszellen, den sogenannten Fibrozyten. Mit ihrer Hilfe kann sich Gewebe regenerieren, schließen sich Wunden und werden Krankheitserreger am Eindringen in Zellverbände gehindert.

Diese Ergebnisse waren besonders wichtig, denn hier kündigte sich erstmals an, was später in vielen weiteren Studien bestätigt wurde:

Echinacea killt zwar Krankheitserreger kaum direkt, doch es

regt das Immunsystem so zu verstärkter Aktivität an, daß es mit Eindringlingen sehr viel besser fertig zu werden vermag.

Wirkungen gegen Krankheitserreger

In den siebziger Jahren entdeckte man, daß Echinacea-Saft eine *antivirale Wirkung* zeigte, wenn man ihn zusammen mit einem bestimmten Zuckerstoff (Dextran) auf die mit Viren infizierte Zellkultur gab. Weder der Saft allein noch das Dextran allein hatten diesen Effekt. Die Wissenschaftler schlossen daraus, Echinacea müsse eine *Interferon-ähnliche Wirkung* haben, also irgendwie das Immunsystem gegen Viren mobilisieren können. (4)

Interferone sind spezielle Eiweißstoffe (Glykoproteine), die von vielen tierischen und menschlichen Zellen gebildet werden, sobald sich eine Infektion, eine Allergie oder auch ein Tumor im Organismus breitzumachen versucht. Die verschiedenen Interferone haben unterschiedliche Eigenschaften: Manche gehen gegen eindringende Viren vor, andere rufen Antikörper auf den Plan, mobilisieren Killer-, Freß- und andere Zellen des Immunsystems und verlangsamen die Zellteilung (was in der Krebstherapie wichtig sein kann). Ihre – heute gentechnisch mögliche – Gewinnung ist aufwendig und teuer; ein preiswerteres Mittel, das ähnliche Wirkungen im Körper zeigt, ist daher eine ernstzunehmende Alternative.

Ende der siebziger Jahre veröffentlichten die Forscher A. Wacker und W. Hilbig weitere wichtige Versuchsergebnisse. (5) In Laborstudien war ihnen der Nachweis gelungen, daß Mäusezellen, die ein paar Stunden vor dem eigentlichen Test mit Extrakten aus *Echinacea purpurea* vorbehandelt worden waren, zu 50 bis 80 Prozent gegen verschiedene aggressive Viren – unter anderem das Herpes- und das Influenza-Virus – resistent blieben, und zwar mindestens 24 Stunden lang. Das klappte sogar, wenn man den Echinacea-Extrakt vorher auf 60 bis 80 Grad Celsius erhitzt hatte. Gab man hingegen das Enzym Hyaluronidase hinzu, konnten sich die Viren in der Zellkultur rasch ausbreiten.

Auch diese Ergebnisse ließen nur einen Schluß zu: Echinacea greift die Viren zwar nicht direkt an, verhindert jedoch *ihr Eindringen in gesunde Zellen*.

Diese Studie lieferte auch eine Erklärung für das, was so viele Ärztinnen und Ärzte in der Praxis bereits beobachtet hatten: Echinacea-Preßsaft wirkt am besten, wenn er bei den allerersten Anzeichen einer Erkältung oder einer Herpesviren-Erkrankung angewendet wird (siehe dazu in Kapitel 7 ab S. 128). Und er wirkt auch dann, wenn der Mensch erhöhte Temperatur oder Fieber hat: Die »innere Wärme« schadet seiner Wirkung ebensowenig wie versehentlich zu warme Lagerung (vorausgesetzt, kein Sonnenlicht kann den Saft zersetzen).

Sonnenhut ist jedoch nicht gleich Sonnenhut: In späteren Studien zeigte sich, daß *E. purpurea* sich gut gegen Herpes- und Influenzaviren durchsetzen kann, *E. angustifolia* hingegen nur geringfügig. In den achtziger Jahren nahmen verschiedene Forscher die in Echinacea entdeckten Kaffeesäuren und ihre chemischen Abkömmlinge Echinacosid und Cichoriensäure ins Visier. Dabei zeigte sich: Beide haben eine gewisse antivirale Wirkung (Hemmfaktor im Mäusezellentest: 50 Prozent), und Echinacosid geht sogar so vergleichsweise energisch gegen Bakterien vor, daß es »an der unteren Grenze der Substanzen (liegt), die als Antibiotika bezeichnet werden können«, wie Bauer und Wagner vorsichtig formulieren. (6) Echinacea hat also auch eine leichte *antibiotika-ähnliche Wirkung*.

Allerdings sind viele andere Pflanzen ihr in diesem Punkt weit überlegen. Als gut antibiotisch wirksam gelten zum Beispiel Knoblauch, Zwiebeln und andere Lauchgewächse, Brunnenkresse, Minze, Eukalyptus und scharfe Paprikaschoten.

Einen vorderen Platz nimmt Echinacea hingegen bei der Bekämpfung von Pilzen ein: Von mehreren untersuchten Pflanzenextrakten hemmte der Rote Sonnenhut das Wachstum von verschiedenen Hautpilzen im Laborversuch als einziger hundertprozentig – und das sogar noch in einer Verdünnung von 1:1000. (7) Und Mäuse, die man künstlich mit einer eigentlich tödlichen Dosis des bekannten Hautpilzes *Candida albicans* infiziert hatte, überstanden den Versuch gesund, wenn man sie vorbeugend mit einem Gemisch der in Echinacea enthaltenen Polysaccharide behandelt hatte. (8)

Echinacea und die Streßhormone

Auch das Hormonsystem, vor allem das der Streßhormone, wird vom Sonnenhut offenbar beeinflußt. Streßhormone heißen so, weil sie unter Streß in erhöhten Mengen ins Blut ausgeschüttet werden. Der Streß muß dabei nicht unbedingt Aufregung, Arbeitsüberlastung, innerfamiliärer »Psychostreß« oder eine große körperliche Anstrengung bedeuten. Jede ungewöhnliche Situation, mit der ein Mensch konfrontiert wird, versetzt seinen Organismus erst einmal in einen Streßzustand. Dabei schüttet die Nebennierenrinde ganz bestimmte Hormone, vor allem Adrenalin und das gefäßverengende ACTH, ins Blut aus, die als geschäftige Botenstoffe wiederum die Botschaft an viele andere organische Systeme tragen: »Bereithalten, es ist was los!«

Ein solcher Streß ist auch der – von uns anfangs meist noch ganz unbemerkte – Angriff irgendwelcher Krankheitserreger. Auch er bewirkt, daß im Organismus Alarm geschlagen wird. Je besser das gesamte Immunsystem auf Trab ist, desto eher reagiert es auf solche und andere Streßfaktoren. Nur wenn es überstreßt oder defekt ist, wenn die jeweilige Person schon viel zu lange unter Dauerstreß steht und dabei ihre Reserven erschöpft hat oder wenn der Streß so groß ist, daß er sie schier überwältigt, bleibt das Immunsystem mehr oder weniger untätig: Es kann sich einfach nicht (mehr) zu Abwehrleistungen aufraffen.

Laborversuche belegen eindeutig: Echinacea-Preßsaft führt dazu, daß die Konzentrationen von Streßhormonen im Blut von Versuchspersonen deutlich ansteigen – und den Körper so (besser) in die Lage versetzen, mit der Streßursache fertig zu werden. (9) Seine Wirkstoffe sind also *hormonell wirksam*, wenn auch auf indirektem Wege.

Die Abwehrkräfte des Blutes

Was noch viel entscheidender ist: Auch die weißen Blutkörperchen (Leukozyten) sowie die Aktivität der Freßzellen (Phagozyten und Makrophagen) nehmen ein paar Stunden nach Einnahme von Echinacea-Preßsaft erheblich zu. (10) Das bedeutet: Echinacea schafft es offenbar, das zelluläre Immunsystem auf volle Touren zu bringen.

Das gelingt ihm mit Hilfe der bereits genannten Wirkmechanismen – aber auch noch mit einem anderen, der erst in jüngerer Zeit genauer erforscht wurde: Echinacea *regt das Properdin-System* im Blut zu erhöhter Aktivität an. (11)

Properdin ist ein Bestandteil des Blutserums, ein sogenanntes Euglobulin, das im Verbund mit Magnesium-Ionen und anderen Substanzen im Serum dafür sorgt, eindringende Bakterien unschädlich zu machen. Dieses Properdin-System gilt heute als Prototyp der sogenannten unspezifischen humoralen Infektabwehr – auf Normaldeutsch also, es befindet sich in den Körperflüssigkeiten und tritt immer dann in Kraft, wenn der Organismus irgendeine Infektion abwehren muß. Mehrere Studien ergaben, daß auch dieser Teil des körpereigenen Immunsystems von Echinacea in Schwung gebracht wird.

Ergebnisse, die zunächst einmal noch reichlich labortechnisch klingen mögen – und es doch keineswegs sind. Zum einen erklären sie, weshalb die Heilpflanze überhaupt bei so vielen und so verschiedenartigen Erkrankungen eingesetzt werden kann (siehe dazu ab S. 75): Das Immunsystem ist schließlich bei *jeglicher* Erkrankung, welcher Art sie auch sein mag, gefordert. Zum anderen haben sie Pharmakologen auf die Idee gebracht, Echinacea könnte auch im diagnostischen Einsatz sehr hilfreich sein. Und zwar bei schwerkranken Menschen, die eine Strahlentherapie benötigen, weil sie beispielsweise an Blutkrebs (Leukämie) leiden.

Echinacea als Diagnosemittel

Behandlungen mit radioaktiver Strahlung sind gefährlich, weil sie niemals nur gezielt das krebsig entartete Gewebe oder die wuchernden Krebszellen im Blut treffen, sondern auch die gesunden Zellen stark in Mitleidenschaft ziehen. Oft wird das blutbildende System von der Strahlentherapie genauso geschädigt wie der Krebs selbst. In vielen Fällen ist es daher nötig, immer wieder zu prüfen, ob dieses System – zu ihm gehören vor allem Knochenmark, Milz und Thymusdrüse – überhaupt noch in der Lage ist, weitere Strahlenbehandlungen auszuhalten: Schließlich soll die Therapie den Menschen ja nicht umbringen.

Zu diesem Zweck werden sogenannte Provokationstests mit bestimmten Substanzen gemacht, die normalerweise das Knochenmark kräftig stimulieren, so daß es erhebliche Mengen von Granulozyten (= eine Form weißer Blutkörperchen) produziert. Ihre Konzentration in peripheren – weit außen, etwa in den Armen gelegenen – Blutgefäßen steigt kurze Zeit darauf deutlich an. Passiert das nicht, ist das blutbildende System offenbar schon zu stark geschwächt, um sich noch zu irgendeiner Leistung aufraffen zu können. Mit der Strahlentherapie muß man also erst einmal aufhören und abwarten, bis bzw. ob sich der Organismus wieder erholt.

Leider haben die üblicherweise für diesen wichtigen Test verwendeten Substanzen eine Reihe unerwünschter Nebenwirkungen, die das Befinden der ohnehin schon strapazierten Patientinnen und Patienten nicht gerade verbessern. Ein Mittel hingegen hat solche Nebenwirkungen nicht: der Preßsaft aus Echinacea. Aber er gibt, wie Studien zeigten, dem Knochenmark den gleichen kräftigen Anstoß. Daher kann er risikoreichere Testsubstanzen, so Bauer und Wagner, »voll ersetzen« (12) – auch wenn sich das noch längst nicht in allen Krebszentren herumgesprochen hat.

Mit anderen Worten: Echinacea *wirkt stimulierend auf das blutbildende System.*

Echinacea in Tschernobyl

Nicht nur im Rahmen von Strahlentherapien, sondern auch bei Strahlenunfällen kann der Rote Sonnenhut sehr hilfreich sein. Das erlebten strahlenverseuchte Kinder in Tschernobyl, dem Ort in der Ukraine, in dem 1986 der bislang schwerste Kernreaktor-Unfall in der Geschichte der »friedlich genutzten« Nukleartechnik passierte.

Drei Jahre nach der Katastrophe bereisten die in Zürich lebende Journalistin Franziska Zydek und die Fotografin Giosanna Crivelli ohne offizielle Begleitung vier Wochen lang das verstrahlte Gebiet, um sich einen Eindruck davon zu verschaffen, wie die Menschen dort in ihrem Alltag mit den Folgen der Verseuchung umgingen. Ihr eindrucksvolles Buch ›Menschen in Tschernobyl: Vom Leben mit der Katastrophe‹ (13) führte zu einer spontanen Spendenaktion von Leserinnen und Lesern der Region Waldshut. Fast 60 000 DM kamen zusammen. Die Firma Madaus, Köln, erfuhr von der Aktion und bot an, die Summe zu verdoppeln und dafür immunstärkende Echinacea-Präparate zur Verfügung zu stellen. Unter persönlicher Leitung der Journalistin wurden 1992 mehrere Lastwagen voll Echinacin® direkt zu den Krankenhäusern und Arztpraxen der betroffenen Region gebracht.

»Mehr als ein Jahr später«, berichtet Franziska Zydek, »bat der Arzt Dr. Ivan Godlewsky aus Luginy uns um weitere Echinacea-Präparate, weil dieser Immunmodulator das einzige Mittel gewesen sei, das den Gesundheitszustand der strahlenkranken Kinder spürbar stabilisiert habe.« (14)

Ob die behandelnden Ärzte im Katastrophengebiet die Zeit – und das Geld – hatten, diese erlebten (empirischen) Erfolge von Echinacea in Form einer wissenschaftlich angelegten Studie zu untermauern, entzieht sich der Kenntnis der Autorin. Mit Sicherheit anzunehmen ist, daß keine »unbehandelte Kontrollgruppe« gebildet wurde, wie sie sonst bei Medikamentenstudien als Vergleichsgruppe gefordert wird. Dafür waren die Menschenleben und die gespendeten Medikamente in Tschernobyl viel zu wichtig.

Ergebnisse aus der Krebsforschung

So fragwürdig Tierversuche vom ethischen Standpunkt aus grundsätzlich sind: Manchmal erbringen sie Ergebnisse, die für die Menschen-, oft auch für die Tiermedizin sehr bedeutsam sind. Versuchen mit Mäusen und Ratten ist die Erkenntnis zu verdanken, daß das ätherische Öl der Wurzeln von *E. angustifolia*, eventuell auch von *E. pallida*, tatsächlich *eine tumorhemmende Wirkung* besitzt: Bei Ratten bewirkte es, daß künstlich gesetzte Sarkome (bösartige Geschwülste) um 69 bis 86 Prozent an Gewicht verloren; Mäuse mit Lymphozyten-Leukämie überlebten doppelt so lange Zeit wie unbehandelt gebliebene Versuchsmäuse, wenn sie das ätherische Öl gespritzt bekamen. (15)

An Zellkulturen beobachtete man außerdem, daß der Preßsaft von *E. purpurea* eine sogenannte *zellvermittelte Zytotoxizität* besitzt: Gibt man ihn zusammen mit Freßzellen aus dem Knochenmark gesunder Freiwilliger in eine Lösung, in der sich Krebszellen befinden, so regt Echinacea die Freßzellen zu wahren Freß-Orgien an, denen die Krebszellen rasch zum Opfer fallen. (16)

Dieses Laborergebnis ließ sich inzwischen auch in ersten Studien mit krebskranken Menschen bestätigen (siehe S. 85). Ein »Krebs-Wunderheilmittel« ist der Sonnenhut deswegen jedoch noch lange nicht; mit seinem Einsatz in der begleitenden Krebstherapie sind selbst naturheilkundlich orientierte Ärztinnen und Ärzte bislang eher zurückhaltend. Überdies stehen dafür weitaus stärker wirksame – und auch in umfangreicheren Studien untersuchte – pflanzliche Mittel, etwa aus der Mistel, zur Verfügung.

Echinacea in klinischen Studien

Um in der westlichen Schulmedizin rundum Anerkennung zu finden und als Arzneidroge offiziell bestätigt zu werden, mußte Echinacea sich nicht nur im Labor und an Versuchstieren, sondern auch in klinischen Studien, also an kranken Menschen oder in der Prophylaxe (= Krankheitsvorbeugung), bewähren.

Auch hierzu liegen heute so zahlreiche Studien vor, daß es einen dicken Wälzer füllen würde, sie einzeln aufzulisten. Viele davon stammen noch aus den fünfziger Jahren. In dieser Zeit des Wiederaufbaus kamen Antibiotika erst allmählich auch auf den deutschen Markt, und die Ärzteschaft hatte noch weithin starkes Interesse an pflanzlichen Präparaten, die sich in der Behandlung von Wunden, Entzündungen, Atemwegsinfekten und so fort zu bewähren schienen. Die »alten« Echinacea-Studien sind auch heute noch keineswegs »veraltet«; sie sind wissenschaftlich ebenso aussagekräftig wie die Untersuchungen aus jüngster Zeit, von denen es ebenfalls sehr viele gibt.

Ohne Anspruch auf Vollständigkeit seien hier also nur einige wichtige genannt.

Den Hauptanteil der äußerlichen Behandlungen mit Echinacea-Präparaten, schreiben die Pharmakologen Bauer und Wagner (17), machen Geschwüre und infizierte Wunden, Ekzeme und Verbrennungen aus. Ein großer Teil der Studien hierzu stammt aus der Zahn-, Mund- und Kieferheilkunde. Die Arzneidroge wurde dabei sowohl als Salbe als auch in Tropfenform oder als subkutane (= in die Unterhaut gespritzte) Injektionslösung angewendet. »In allen Arbeiten«, konstatieren Bauer und Wagner, »wird die granulations- und epithelbildungsfördernde, entzündungshemmende, abschwellende und antiseptische Wirkung hervorgehoben.« Das heißt: Echinacea regte die Gewebe zur raschen Regeneration an; die Schwellungen und Entzündungen gingen infolge der Behandlung deutlich zurück, und die gefürchtete Blutvergiftung (Septikämie) blieb in jedem Fall aus.

Positive Ergebnisse mit Echinacea erzielten andere Forscherinnen und Forscher außerdem bei der Behandlung von Kranken mit Psoriasis (= Schuppenflechte), Pemphigus vulgaris (= Blasensucht) und dem Sudeck-Syndrom, einer schmerzhaften Gewebeveränderung mit Mangeldurchblutung an Beinen und Armen.

In einer großangelegten Studie wurden knapp 4600 Patientinnen und Patienten mit verschiedenen Hautleiden, darunter Wunden, Ekzeme, Herpes-simplex-Infektionen und Verbrennungen, mit einer Salbe behandelt, die Preßsaft des Roten Sonnenhuts enthielt. Nach einer Woche Anwendung konnten mehr als 85 Prozent der Menschen als geheilt erklärt werden. Prof. Dr. P. Viehmann, der die Studie betreute, erklärte sich diesen Heilerfolg vor allem damit, daß Echinacea die Bindegewebszellen dazu anregt, sich rasch zu regenerieren und den Krankheitserregern jede Ausbreitungsmöglichkeit zu nehmen. Unliebsame Nebenwirkungen wie Brennen, Schmerzen oder Juckreiz traten nur bei 2,3 Prozent der Behandelten auf. (18)

Eine kontrollierte Studie (also eine, bei der eine behandelte mit einer unbehandelten Gruppe verglichen wird) an 203 Patientinnen mit immer wiederkehrenden, sehr lästigen Pilzinfektionen der Scheide ergab: In der Kontrollgruppe trat *Candida albicans* bei 60,5 Prozent der Patientinnen innerhalb von drei Monaten wieder auf, obwohl alle Frauen anfangs mit einem starken Anti-Pilz-Mittel behandelt worden waren. In der Gruppe, die außerdem zehn Wochen lang ein Echinacea-Präparat (als Tropfen oder Spritzen) erhalten hatten, klagten nur zwischen 5 und 16 Prozent der Frauen erneut über Pilzbefall; die Erfolge schwankten je nach Darreichungsform. (19)

Keuchhusten und Echte Grippe (Influenza)

Bereits 1964 berichtete der Kinderarzt D. Baetgen über erstaunliche Erfolge von Echinacea-Preßsaft bei mehr als 120 ungeimpften Kindern, die an Keuchhusten (Pertussis) erkrankt waren: Im Hustenstadium könne das Präparat etwa in 50 Prozent der Fälle den Keuchhusten kupieren (= zum Abklingen bringen), im Hustenkrampfstadium immerhin noch bei 40 Prozent. »Man kann also«, schreibt er, »mit der Behandlung mindestens den gleichen Erfolg erreichen wie mit Antibiotika.« Und zwar, was genau so bedeutsam ist, ohne Nebeneffekte oder Komplikationen: »Dabei kommt es – auch bei Säuglingen – zu keinen Nebenwirkungen. Komplikationen werden verhindert. Die Applikation ist einfach und die ganze Behandlung wirtschaftlich. Oft konnten die Kinder schon nach der ersten Injektion nachts gut durchschlafen. Eine ganze Reihe von Kindern war nach der dritten Injektion bereits beschwerdefrei.« (20)

In den Wintermonaten von 1967/68 wurde Deutschland von einer schweren Grippe-Epidemie heimgesucht. Der Kinderarzt O. Zimmermann verordnete seinen kleinen Patientinnen und Patienten damals reihenweise Echinacea-Preßsaft, mit ausge-

Echinacea statt Antibiotika

Eindringlich warnt der Wissenschaftler Dr. med. Jeffrey A. Fisher in
seinem Buch ›Die neuen Seuchen der Menschheit‹ (23) vor der Gefahr
neuer, gefährlicher Krankheiten, die durch den übermäßigen Antibioti-
ka-Einsatz überhaupt erst heraufbeschworen werden. Und sein Kollege Geoffrey Cannon nennt Antibiotika sogar »die sanften Killer«, die
unsere Gesundheit bedrohen. (24) Eindeutig steht heute nämlich fest:
Antibiotika sollten, wenn überhaupt, nur sehr gezielt angewendet und
wenn irgend möglich durch andere Wirksubstanzen ersetzt werden.
Denn wenn es mit der Antibiotikaflut so weiter geht, werden die aller-
meisten Bakterien in nächster Zukunft dagegen Resistenz entwickelt
haben – und wir keine Mittel mehr besitzen, mit ihnen angemessen fertig zu werden. Neue Seuchen werden sich ungehindert ausbreiten können; alte, längst bekannte – etwa die Tuberkulose sowie eine Reihe von
Krankenhaus-Infektionen – nehmen tatsächlich bereits wieder besorg-
niserregend zu.
Echinacea kann es, das belegen viele Studien, in bestimmten Fällen mit
den Heilerfolgen von Antibiotika aufnehmen, ohne deren Nebenwirkungen zu zeigen und ohne zur Resistenzbildung bei den Krankheitserregern zu führen. Die Vernunft gebietet daher, mit größtmöglichem
Einsatz zu prüfen, bei welchen Erkrankungen Echinacea-Präparate Antibiotika ersetzen können, und diese Erkenntnisse so schnell wie möglich in die ärztliche Praxis – und die Erstattungspraxis der Krankenkassen – umzusetzen. Gleiches gilt für andere pflanzliche Präparate mit
nachweisbarer antibiotischer Wirksamkeit.

zeichnetem Erfolg. Anschließend wendete er den Sonnenhut
auch bei Kindern mit Keuchhusten an. 1969 berichtete er über
91 Behandlungen. Seine Ergebnisse: Bei 89 Kindern (95 Prozent) war der Keuchhusten – der normalerweise mindestens vier
bis acht Wochen dauert – spätestens nach vierzehn Tagen völlig
abgeklungen. »Sinnfällig war«, kommentiert er, »daß die Therapie (...) im Stadium catarrhale als besonders erfolgreich zu ver-

zeichnen war, die von den Müttern gefürchteten Anfälle *nicht* auftraten oder ihren typischen Pertussis-Charakter *nicht* zeigten.« (21)

»Überzeugend positiv«, so Bauer und Wagner, fielen auch die kontrollierten Studien anderer Ärzte mit Keuchhusten-Kranken aus. Eine Kombinations-Behandlung von Echinacea und Antibiotika (Sulfonamiden) brachte dabei, wie einige Untersucher feststellten, durchaus keine Vorteile gegenüber der alleinigen Therapie mit Echinacea. (22)

Erkältungskrankheiten

Mitte der fünfziger Jahre berichtete der Arzt N. W. Hunsdorfer (25) über insgesamt mehr als 600 Patientinnen und Patienten, die er schon bei den ersten Grippe-Anzeichen mit intramuskulären Echinacea-Injektionen behandelt und damit sehr gute Erfolge erzielt hatte: In den meisten Fällen gelang es schon mit zwei solchen Spritzen an zwei aufeinanderfolgenden Tagen, den Ausbruch des grippalen Infekts abzufangen. Nur selten waren mehr als zwei Injektionen nötig, bis die Grippesymptome abklangen. Und was bei den virus- oder bakterienbedingten grippalen Infekten wie auch bei der Echten Virusgrippe so besonders wichtig ist: Die Erkrankung weitete sich in keinem einzigen Fall auf lebenswichtige Organe aus. Weder Bronchitis noch Lungenentzündung noch gar sekundäre Herzmuskelentzündungen waren zu beobachten.

Jahrzehntelang blieb es bei solchen eher vereinzelten Veröffentlichungen. »Obwohl Echinacea-Präparate heute zu einem Großteil in der Behandlung von Erkältungskrankheiten und grippalen Infekten eingesetzt werden, ist das vorliegende Erfahrungsmaterial mit reinen Echinacea-Präparaten nicht sehr umfangreich«, beklagten die Pharmakologen Bauer und Wagner 1990. (26) Das hat sich inzwischen geändert:

So berichteten etwa B. Bräunig und E. Knick 1993 über ihre Studie an 160 Patientinnen und Patienten, die an grippalen Infekten der oberen Atemwege litten. (27) Der einen Hälfte wurden täglich 90 Tropfen *Echinacea-pallida*-Preßsaft, im Verhältnis 1:5 mit Alkohol verdünnt, verabreicht; die andere Hälfte erhielt nur ein Placebo. Im Vergleich zur Placebogruppe verringerte sich die Krankheitsdauer bei den Behandelten um etwa ein Drittel: von 13 auf 9,8 Tage bei bakterieller und von 12,9 auf 9,1 Tage bei viraler Infektion. Auch die Krankheitssymptome besserten sich in der Echinacea-behandelten Gruppe deutlich rascher.

Die gleichen Autoren hatten schon 1992 eine Doppelblindstudie mit *Echinacea-purpurea*-Wurzelextrakt an Kranken mit grippalen Infekten durchgeführt – mit ähnlich guten Ergebnissen. Allerdings mußte die verabreichte Dosis vergleichsweise hoch sein: 180 Tropfen am Tag. Gab man nur die Hälfte, stellte sich keine deutliche Besserung ein. (28)

Ebenfalls unter Doppelblind-Bedingungen studierte Dr. med. Dieter Schöneberger 1992 über einen Zeitraum von acht Wochen, ob Menschen mit erhöhter Infektanfälligkeit – also solche, die offenbar ein geschwächtes Immunsystem hatten – von Preßsaft aus dem Roten Sonnenhut profitieren konnten. 54 Frauen und Männer bekamen täglich zweimal vier Milliliter der Arznei, 54 andere nur ein Placebo. Und tatsächlich: In der Arzneigruppe blieb mehr als ein Drittel im Beobachtungszeitraum gesund, in der Placebogruppe nur ein Viertel. Falls ein Infekt auftrat, dauerte es in der Arzneigruppe im Schnitt 40, in der Kontrollgruppe nur 25 Tage bis zum Auftreten der ersten Symptome. Und die Erkrankung verlief in der ersten Gruppe meist leichter als in der zweiten. Von der prophylaktischen (= vorbeugenden) Echinacea-Einnahme profitierten vor allem diejenigen, deren Immunzellen sich im diagnostischen Test als ziemlich schwach erwiesen hatten. Der Einsatz von Echinacea-Preßsaft, so der Autor, ist also »nicht nur in der Infektprophylaxe, sondern auch in der Therapie bereits bestehender Infektionen sinnvoll.« (29)

Zu ähnlichen Ergebnissen kamen U. Schmidt und Mitarbeiter/innen, die 1990 an 646 Studentinnen und Studenten der Kölner Universität vorbeugend ein Echinacea-Kombinationspräparat ausprobierten: In der Arzneigruppe gab es weniger und wenn, dann leichter und kürzer verlaufende Infekte als in der Placebogruppe. (30)

Das alles deckt sich mit den Erfahrungen vieler Menschen, die zur Vorbeugung grippaler Infekte auf Echinacea »schwören«, und zahlreicher Ärztinnen und Ärzte, die Ratsuchende in ihrer Praxis auf diese Möglichkeit hinweisen. Und auch wenn noch keine genauen Zahlen darüber vorliegen, wie viele Krankheitstage Echinacea bundesweit der arbeitenden Bevölkerung erspart, das Bruttosozialprodukt also steigern geholfen hat, dürften Hochrechnungen zweifellos ergeben: Es sind jährlich viele tausend.

Entzündliche Erkrankungen innerer Organe

Antibiotika scheinen vielen Menschen der einzige Behandlungsweg zu sein, wenn sich Entzündungen an inneren Organen einstellen: Allzu gefährlich sei es, heißt es seit Jahrzehnten, an Entzündungen der Nasennebenhöhlen, des Mittelohrs, der Eileiter und Eierstöcke, der ableitenden Harnwege, der Prostata und anderer, dem Blick entzogener Körperbereiche mit Naturheilmitteln »herumzudoktern«. Nur Antibiotika könnten »sicher helfen«.

Mit der Antibiotika-Euphorie ist es jedoch vorbei (siehe dazu auch Kasten, S. 78). Und nicht nur Menschen mit lästigen, immer wiederkehrenden Entzündungen sehnen sich nach nebenwirkungsarmen und trotzdem wirksamen, natürlicheren Präparaten, sondern auch die Ärzteschaft sucht immer öfter nach Alternativen. Sie findet sie, wie zahlreiche Studien belegen, unter anderem bei Echinacea.

Unter dem bezeichnenden Titel ›Wirtschaftliche Therapie bei akuter Tonsillitis‹ – im Nachkriegsdeutschland ebenso wichtig wie in heutigen Zeiten der Kostendämpfungsgesetze – berichtete bereits 1953 der Arzt S. Wember über gute Erfolge, die er mit Echinacea-Preßsaft bei 34 Kranken mit mittelschweren Mandelentzündungen erzielt hatte: Schon am zweiten Behandlungstag fühlten sich die Menschen wohler, am dritten hatten sie keine Schluckbeschwerden mehr, und am fünften waren sie vollständig gesund. Sechs Patienten hatte der Arzt zusätzlich ein Antibiotikum verabreicht. Diese Zusatzbehandlung gab er jedoch wieder auf, denn sie brachte »keine Vorteile« gegenüber der Echinacea-Einzeltherapie. (31)

Ähnliches beobachtete G. Daners 1955, als er Patientinnen und Patienten, die mit schweren, chronischen, bislang »therapieresistenten« (= unter keiner Behandlung dauerhaft abklingenden) Nasennebenhöhlen-Entzündungen in der Klinik lagen, Echinacea in Ampullenform verabreichte. Als Klinikarzt traute er sich damals nicht, auf eine gleichzeitige antibiotische Behandlung zu verzichten, obwohl ihm klar war, daß diese bislang nicht geholfen hatte. Diesmal aber kam es anders: Der bis dahin stark eitrige Nasenausfluß ließ nach, die Kranken konnten wieder durch die Nase atmen (und besser riechen und schmecken als lange Zeit hindurch), ihr Druck im Kopf besserte sich erheblich, und die Röntgenbilder zu Behandlungsabschluß zeigten, daß sich auch »ganz objektiv« die vorher getrübt dargestellten Nebenhöhlen deutlich aufgehellt hatten. Daners führte diesen Erfolg zwar nicht allein, aber doch vorwiegend auf die Zusatztherapie mit Echinacea zurück. (32)

In der *Frauenheilkunde* belegten verschiedene Autoren schon in den fünfziger Jahren ihre positiven Erfahrungen mit Echinacea bei entzündlichen – auch chronischen – Unterleibserkrankungen, wie unter anderem Bauer und Wagner berichten.

(33) Interessant ist dabei vor allem eine Studie von Dr. med. O. H. Moell (34): Zwar hatten von seinen 120 Patientinnen nur 51 Prozent gut, weitere 33 Prozent »in abgeschwächter Form« auf die fünf- bis zehntägige Echinacea-Therapie angesprochen (was jedoch schon ein beeindruckendes Ergebnis darstellte, denn bei allen Frauen waren vorher andere Behandlungsmethoden ohne Erfolg geblieben); die verbleibenden 16 Prozent jedoch fühlten sich auf einmal erheblich besser, nachdem sie auch eine Kurzwellenbestrahlung des Unterleibs erhalten hatten – eine Wirkung, die bei vorherigen Bestrahlungen ausgeblieben war. Offenbar hatte Echinacea also die Immunkräfte der Patientinnen derart gestärkt, daß sie erstmals wieder auf andere heilsame Behandlungen reagieren konnten.

Auf zum Teil »überraschende Erfolge« mit Echinacea wies der Urologe K. Boshamer 1967 im ›Lehrbuch der Urologie‹ hin (35): Die Heilpflanze hatte bei vielen Patientinnen selbst dort Erfolg, wo schulmedizinische Mittel sehr häufig versagen, nämlich bei chronischen Blasenentzündungen und Reizblase.

Auch in der *Männerheilkunde* wurde Echinacea erfolgreich eingesetzt. So zum Beispiel von Dr. med. K. M. Bauer, der insgesamt 127 Patienten mit chronischer, unspezifischer (= nicht durch einen bestimmten Erregertypus, etwa von Geschlechtskrankheiten, hervorgerufene) Entzündung der Prostata sieben Tage lang Echinacea-Tropfen verabreichte: Potenzzunahme, Nachlassen der unwillkürlichen nächtlichen (und ziemlich schmerzhaften) Erektionen sowie rascher Rückgang der Schmerzen beim Wasserlassen überzeugten Arzt und Patienten von der Wirksamkeit des Echinacea-Präparats. (36) Auch Boshamer machte ähnliche Beobachtungen, die er in der Zeitschrift ›Therapiewoche‹ veröffentlichte. (37) Sein Kollege W.-J. Uhlmann behandelte 52 Männer mit hartnäckiger Prostatitis und/oder Harnleiterentzündung (Urethritis) mit Echinacea-Tropfen, die er am siebten und achten Behandlungstag mit einem Antibiotikum kombinierte. 38 Männer fühlten sich nach

der Therapie erheblich besser; bei 31 konnte der Behandlungs-
erfolg durch Labortests »objektiviert« werden. (38)

Eindrucksvolle Studien aus der *Rheumatologie* belegen
schließlich, daß Echinacea auch Menschen mit rheumatischen
entzündlichen Erkrankungen helfen kann. Langjährige und oftmals enttäuschende Erfahrungen mit den üblichen schulmedizinischen Rheumamitteln, unter anderem Cortison, Gold und Pe-
nicillamin, hatten zum Beispiel den Arzt D. Reuß dazu veranlaßt, Kranken mit chronischer Polyarthritis Echinacea-Preßsaft
in Form von intravenösen Injektionen zu verabreichen. 1986
veröffentlichte er einen Überblick über die ermutigenden Resultate aus dreißig Praxisjahren (39): In fortgeschrittenen Stadi-
en der Erkrankung konnte der Sonnenhut zwar nicht mehr viel
ausrichten; gab man ihn aber in den Anfangsstadien, waren »erhebliche Besserungen« damit zu erzielen: Die Fingergelenke
taten nicht mehr weh und wurden wieder beweglich; oft verschwanden die rheumatischen Symptome sogar ganz. Reuß be-
dauerte ausdrücklich, daß ein so unkompliziertes und weitestgehend nebenwirkungsfreies Rheumamittel noch immer nicht
in die Therapiepläne der Schulmedizin eingegangen sei.

Ziemlich genau gleich gute Ergebnisse wie mit der (teuren)
Goldtherapie erzielte in den fünfziger Jahren der Arzt A. Münnich, als er 40 Kranken mit rheumatoider Arthritis alle ein bis
drei Tage (je nach individueller Reaktion) Echinacea-Preßsaft
intramuskulär spritzte. Sieben von ihnen wurden völlig beschwerdefrei, was mindestens ein Jahr lang anhielt; ein Viertel
der Kranken hatte erst nach einem halben Jahr wieder einen
Rheumaschub. Bei 16 Personen hielt die Beschwerdefreiheit
nicht so lange an; sie mußten nach vier bis sechs Monaten wieder Echinacea-Injektionen bekommen. Nur vier reagierten
nicht auf den Sonnenhut, bei drei weiteren verschlechterte sich
das Befinden. (40)

Bemerkenswert bei den rheumatologischen Sonnenhut-Stu-
dien war der Befund, daß zu Beginn der Behandlung oft eine so-

genannte *Erstverschlimmerungs-Reaktion* eintrat, wie sie von vielen naturheilkundlichen Therapien gut bekannt ist. Die Krankheitssymptome flammten für kurze Zeit mehr oder weniger heftig auf – und klangen anschließend so stark ab, daß die Kranken sich weit besser fühlten als vor Therapiebeginn. Temperaturerhöhungen von mindestens 1 Grad Celsius – in vielen Fällen also das, was landläufig als Fieber bezeichnet wird – gilt nach Ansicht der Autoren geradezu als ein Zeichen dafür, daß die Echinacea-Behandlung bei den Rheumakranken »anschlägt«. So etwas wird also nicht als unerwünschte Nebenwirkung betrachtet (siehe dazu ab S. 71).

Begleitende Krebstherapie

In Tierversuchen hatte Echinacea bereits gezeigt, daß es günstig sein kann, die Heilpflanze auch bei Krebserkrankungen einzusetzen (siehe S. 74). Und aus Laborversuchen ist bekannt, daß der Preßsaft des Roten Sonnenhuts die Freßzellen – Phagozyten und Makrophagen – zu erhöhter Aktivität anregt, ja mehr noch: Er erhöht die Zytotoxizität der Makrophagen, also ihre Giftigkeit gegenüber Krebszellen, indem er sie dazu veranlaßt, vermehrt sogenannte Zytokine zu bilden. Diese Substanzen vermögen Krebszellen in bestimmten Wachstumsphasen anzugreifen und aufzulösen – und zwar nur die entarteten, nicht aber die umliegenden gesunden Zellen.

Das trifft vor allem auf ein besonderes Zytokinin, den sogenannten Tumor-Nekrose-Faktor (TNF), zu, der von den Freßzellen (Makrophagen) gebildet wird. Echinacea bewirkt, daß menschliche Freßzellen vermehrt diesen krebsauflösenden TNF produzieren. Chemisch verantwortlich dafür ist offenbar ein bestimmtes Polysaccharid, das Arabinogalactan. (41)

Ausgehend von dieser Grundlagenforschung wagten sich verschiedene Ärzte bereits an Echinacea-Studien mit Krebskranken. So berichteten Lersch und Mitarbeiter/innen 1990 über insgesamt 45 Patientinnen und Patienten, die an fortgeschrittenen Krebsgeschwülsten litten. Alle erhielten neben einer ambulant verabreichten Chemotherapie (niedrig dosiertes Cyclophosphamid) auch die Präparate Thymostimulin und Echinacin.

Bei Nachkontrollen zwei Monate später zeigte sich, daß das Tumorwachstum bei neun Kranken zum Stillstand gekommen war, bei weiteren vier immerhin kurzzeitig. Der sogenannte Karnofsky-Index – ein Punktesystem zur Bewertung der Aktivität von Kranken – war bei allen Krebskranken gestiegen, im Durchschnitt um zehn Prozent. Eine solche Verbesserung kann genau den Unterschied ausmachen zwischen notwendiger Betreuung im Krankenhaus bzw. einer Pflegestation oder aber der Möglichkeit, in die eigenen vier Wände zurückzukehren.

Günstig fiel auch die Beurteilung der Laborwerte aus: Die »guten« T-Helferzellen im Blut stiegen um rund 20 Prozent an, die »unguten« T-Suppressorzellen nahmen entsprechend ab. Die Zahl der natürlichen Killerzellen stieg im Durchschnitt um 30 Prozent, ihre Aktivität im Blut sogar um 100 Prozent, und die Freßzellen (Phagozyten) waren um 40 Prozent aktiver als zuvor. Nebenwirkungen der Pflanzen-Therapie wurden überhaupt keine beobachtet. (42)

Auch wenn diese Wirkungen nicht allein dem Sonnenhut zuzuschreiben sind – es wurden ja auch noch schulmedizinische Mittel sowie ein anderes pflanzliches Immunstimulans (Thymostimulin) verabreicht –, läßt sich doch der Schluß ziehen: Selbst bei fortgeschrittenem Krebs ist es nie zu spät, es mit dem höchstwahrscheinlich wohltuenden Einsatz von Echinacea zu versuchen. Auch wenn in diesem Krankheitsstadium kaum mehr mit echter Heilung gerechnet werden kann, ist doch durchaus denkbar, daß sich die Lebensqualität der Kranken mit immunstimulierenden Pflanzenpräparaten noch verbessern läßt. Und das ist meist mehr, als chemotherapeutische Mittel vermögen.

Bücher zum Weiterlesen:

Fintelmann, Volker/ Menssen, Hans Georg/ Siegers, Claus-Peter: Phytotherapie Manual. Pharmazeutischer, pharmakologischer und therapeutischer Standard. Hippokrates Verlag, Stuttgart 1989.

Talkenberger, Peter/ Mehler, Ha. A.: Medizin im 3. Jahrtausend. Heilerfolge, die morgen schon möglich sind. Möwe-Verlag, Hünstetten 1990.

Sengupta, Christine: Medikamentenführer für die Bundesrepublik. Deutscher Taschenbuch Verlag, 3., überarb. Aufl., München 1991.

Zydek, Franziska/ Crivelli, Giosanna: Menschen in Tschernobyl. Vom Leben mit der Katastrophe. Zytglogge Verlag, Bern – Bonn – Wien 1990.

5. Auf die Persönlichkeit kommt es an
Echinacea als Homöopathikum

Ohne die Veröffentlichungen der eklektischen Ärzte (siehe S. 18) wären homöopathisch arbeitende Ärzte sicher nicht so rasch auf die »Indianerwurzel« aufmerksam geworden. Und ohne die Arbeit der Homöopathen, die auch dann noch zu Echinacea hielten, als die amerikanische Schulmedizin ihr Anfang der dreißiger Jahre den Garaus machen wollte, hätte der Sonnenhut wohl kaum erneut Eingang in die (nicht-homöopathische) Pflanzenheilkunde gefunden. Dieses »Spicken« seitens der orthodoxen Ärzteschaft war vielen Homöopathen ein Dorn im Auge: Einerseits sahen sie sich ob ihrer angeblich unwissenschaftlichen Methode von den Schulmedizinern verlacht, verhöhnt und ins Abseits gestellt; andererseits übernahmen dieselben Kollegen nur allzu gerne Hinweise auf Heilpflanzen, mit denen die Homöopathen gute Erfahrungen machten.

»Die Herren von der anderen Seite der Barriere, wie man sie in den Vereinigten Staaten nennt«, schnaubte Dr. B. S. Arnulphy aus Nizza 1925 auf einem Homöopathie-Kongreß in Marseille, »durchstöbern unermüdlich unsere Veröffentlichungen und plündern uns ohne Mitleid und ohne Dank aus!« (1)

Passiflora, die Passionsblume, Hydrastis, die Kanadische Gelbwurz, Crataegus, der Weißdorn – diese und viele andere Mittel, die von der Homöopathie in die Phytotherapie (= Pflanzenheilkunde) übergegangen seien, bezeugten die Geschicklichkeit, die die »Pflanzenjäger der alten Schule« im Aufspüren und Aneignen besäßen. »Heute prophezeie ich – und ich werde mich sicher nicht täuschen! –, daß es mit Echinacea geradeso gehen wird.«

Der Mann hat recht behalten. Viele Mittel, mit denen sich

homöopathisch arbeitende Ärzte erstmals befaßten, finden sich heute in den Handbüchern der Phytotherapie wieder. Woher man von ihnen Kenntnis hatte, wird allerdings meist vornehm verschwiegen. Oder man beruft sich auf »die Volksmedizin« – und tut so, als seien es allesamt orthodoxe Schulmediziner gewesen, die Großmutters Heilkräutergarten so aufmerksam durchforstet hätten.

Ehre, wem Ehre gebührt: Ohne homöopathische Ärzte kein Sonnenhut in Europa – und ohne Hahnemann keine Homöopathie. Ein Blick zurück zeigt, welche Rolle bei ihrer Erfindung unkonventionelles (»vernetztes«) Denken und scharfe Beobachtungsgabe spielten.

Der Zufall und die Homöopathie

Hahnemann war ein sehr gewissenhafter Arzt, dem die damals üblichen Behandlungsmethoden vieler seiner Kollegen eher Abscheu als Respekt einflößten (siehe hierzu ab S. 34). Eine Zeitlang hängte der hochgelehrte Mann – er hatte neben Medizin auch Chemie studiert und sprach acht Sprachen fließend – daher seinen Arztberuf an den Nagel und verdiente sich seinen Lebensunterhalt lieber mit dem Übersetzen von Fachliteratur.

Wie es der Zufall so wollte, stieß er dabei auf eine Arbeit des schottischen Pharmakologen Dr. William Cullen aus Edinburgh, in der dieser über die Heilerfolge von Chinarindenextrakt (= Chinin) bei Wechselfieber (Malaria) berichtete und behauptete, diese Substanz eigne sich deshalb so gut für diese Therapie, weil sie adstringierend, also zusammenziehend wirke.

Seltsam, fand Hahnemann. Denn viele andere, weitaus stärkere Adstringenzien hatten diese Wirkung durchaus nicht gezeigt. Er beschloß, der Sache auf den Grund zu gehen, und nahm mehrere Tage lang Chinarindenextrakt ein, wobei er sorgsam alle Symptome notierte, die er daraufhin an sich verspürte. Und wieder eine Absonderlichkeit: Es war, als litte er plötzlich selbst an Malaria. Fieber, Schweißausbrüche, Schüttelfrost, Schwächeanfälle – das Mittel rief bei ihm, dem Gesunden, genau diejenigen Symptome hervor, die es bei Malariakranken kurieren konnte.

Das war die »Geburtsstunde« der Homöopathie, einer medizinischen Lehre, die auf der von Hahnemann formulierten Ähnlichkeitsregel basiert: »Ähnliches möge mit Ähnlichem geheilt werden.« Wie Hahnemann nämlich in Hunderten von Versuchen an sich selbst und anderen gesunden Freiwilligen entdeckte, haben sehr viele Substanzen pflanzlicher, mineralischer oder tierischer Herkunft ganz konkrete Auswirkungen auf den gesamten Organismus, die man mit dem Wort »Vergiftung« nur sehr unzureichend beschreiben würde: Sie lösen ganz bestimmte Krankheitszeichen aus, obwohl die Versuchsperson gar nicht »wirklich« krank ist.

So ruft Chinarindenextrakt alle Anzeichen von Malaria hervor, obgleich man nie von einer Anopheles-Mücke – Überträgerin des Malaria-Erregers – gestochen worden ist. Ein anderes Mittel simuliert etwa die Symptome einer Blasenentzündung, obwohl die Versuchsperson eindeutig eine kerngesunde Blase hat. Ein drittes kann eine Grippe simulieren, ein viertes unangenehmen Scheidenausfluß, Brennen und Jucken, obwohl keine Infektionserreger nachweisbar sind, und so weiter.

Hahnemann kombinierte: Wenn man kranken Menschen mit bestimmten Symptomen dieselbe Substanz verabreicht, die an gesunden Menschen genau diese Symptome hervorruft, kann man den kranken Organismus womöglich so »umstimmen«, daß er sich selbst wieder zu regenerieren und zu heilen vermag.

In der Schulmedizin wird – und wurde schon zu Hahnemanns Zeiten – genau umgekehrt vorgegangen. Symptome sollen »bekämpft« werden; man verabreicht etwas, *das gegen sie gerichtet* ist, ein sogenanntes allopathisches Mittel. Hahnemann hingegen achtete darauf, daß das Mittel *mit den Symptomen* gleichzog, mit dem kranken Organismus quasi Hand in Hand arbeitete statt dagegen. Diese Vorgehensweise nannte er homöopathisch, gleichgerichtet.

Es galt nun, ganz genau herauszufinden, welche Substanzen welche Symptome bei gesunden Versuchspersonen verursachen, und sie mit den bekannten typischen Krankheitsbildern zu vergleichen. Dabei stellte Hahnemann fest: Bei manchen Menschen ruft die Versuchssubstanz nur ein paar (Leit-)Symptome hervor, bei anderen noch viele zusätzliche. Das paßte haargenau zu der allgemeinen ärztlichen Beobachtung, daß manche Menschen bei einer Erkrankung geradezu »lehrbuchmäßig« alle wichtigen Symptome dieser Krankheit aufweisen, andere hingegen ihre Ärzte oft erst einmal in die Irre führen, weil sie nur wenige Leit- und viele unspezifische Symptome zeigen. Es kann dann eine Weile dauern, bis die »richtige« Diagnose – Krankheit XY – gestellt wird.

So jedenfalls sieht es die Schulmedizin. In der Homöopathie wird die Diagnostik anders gehandhabt. Nicht die Lehrbuch-Diagnose ist entscheidend, sondern die Summe *der individuellen Symptome* im Krankheitsfall. Und zwar sowohl auf körperlicher als auch auf seelischer und geistiger Ebene, ja bis in die Träume hinein: Jede durch eine Krankheit hervorgerufene Veränderung gilt als gleichermaßen bedeutsam. Alle Besonderheiten der Persönlichkeit werden aufgezeichnet, dazu alle Absonderlichkeiten, die seit Krankheitsbeginn aufgetreten sind (deshalb dauert ein Erstgespräch bei einer homöopathischen Fachkraft oft so lang). Dann wird eine Substanz ausgesucht, deren Arzneimittelbild möglichst viele »Symptome« enthält, die den Auffälligkeiten der oder des einzelnen Kranken entsprechen. Je genauer das – aus Prüfungen an gesunden Freiwilligen gewonnene – Arzneimittelbild des Homöopathikums den Krankheitssymptomen und den persönlichen Besonderheiten des jeweiligen Menschen entspricht, desto eher ist es nach homöopathischer Lehre auch in der Lage, die Heilung einzuleiten.

Und zwar vor allem dann, wenn das Mittel nicht bloß als unverdünnte »Urtinktur« – etwa als reiner Pflanzenpreßsaft – verabreicht wird, sondern in einer besonderen Form, die homöopathische *Potenzierung* genannt wird: eine Verdünnung in Zehnerschritten (ein Teil Tinktur mit neun Teilen Alkohol usw., dabei entstehen Dezimalpotenzen, abgekürzt D) oder in Hunderterschritten (ein Teil Tinktur mit 99 Teilen Lösungsmittel usw., dabei entstehen Centesimalpotenzen, abgekürzt C). Bei jedem Verdünnungsschritt muß das Lösungsmittel mit der Tinktur kräftig verschüttelt werden. Das potenziert (= verstärkt) nach Hahnemanns Erfahrungen die Wirkung des Mittels.

Die spannende und bis heute nicht beendete Geschichte homöopathischer Forschungen und Entdeckungen kann hier nicht in Einzelheiten ausgeführt werden; am Ende dieses Kapitels (S. 108) nenne ich eine Reihe guter Bücher zum Weiterlesen. Interessant ist jedoch, was sich aus den Arzneimittelprüfungen ergab, die homöopathisch arbeitende Ärzte, vor allem in den USA, mit der Heilpflanze Echinacea anstellten. Auf ganz anderen Beobachtungswegen als die Schulmedizin kamen sie nämlich zu sehr ähnlichen Resultaten.

Das Arzneimittelbild des Sonnenhuts

Die meisten Menschen, die schon einmal Echinacea als Homöopathikum verordnet bekommen haben, können sich keine genaue Vorstellung davon machen, weshalb sie nun ausgerechnet dieses Mittel für ihre Symptome erhalten haben. Nach welchen Kriterien wählt die Homöopathie-Fachkraft es überhaupt aus? Und wieso soll der Nachbarin, dem Freund mit der gleichen ärztlichen Diagnose ein ganz anderes Mittel helfen?

Homöopathisch müßte die Frage lauten: Auf wen paßt zum

Beispiel der Schmalblättrige Sonnenhut ganz besonders gut und verspricht daher besonders hohe Heilungschancen?

Die Tabelle ab S. 94 bringt Sie der Antwort näher. Sie finden darin, mit größter Genauigkeit aufgelistet, alle Symptome, die gesunde Prüflinge im Verlauf von ein bis zwei Wochen an sich verspürten, als sie die Urtinktur von *Echinacea angustifolia* ausprobierten. Die Liste entstammt den Arzneimittelprüfungen des Homöopathen Dr. J. C. Fahnenstock (siehe auch S. 35 f.), der sich um die Jahrhundertwende eingehend mit dem Schmalblättrigen Sonnenhut befaßte. Seine Ergebnisse, ergänzt durch Beobachtungen des berühmten amerikanischen Homöopathen T. C. Duncan, gelten laut Dr. med. Otto Leesers ›Lehrbuch der Homöopathie‹ (2) bis heute als homöopathisch maßgebend.

Vergleichen Sie einmal die Symptome, die Sie Ihrer homöopathischen Fachkraft beschrieben haben, mit der folgenden Tabelle. Welche Ähnlichkeiten stellen Sie fest?

Anmerkung zur Tabelle: Die heute teils altertümlich anmutende Ausdrucksweise entstammt dem Original von Fahnenstock (3); ich habe sie nur an wenigen Stellen der besseren Verständlichkeit wegen modernisiert und ihre Rechtschreibung der heutigen angepaßt. Viele Prüflinge gaben zu bestimmten Wahrnehmungsbereichen mehrere Beobachtungen an; teils überschneiden sich die Bereiche. Beachtenswert ist die (in der klassischen Homöopathie übliche) äußerst differenzierte Art der Beobachtungen! – Die Gesamtzahl der Prüflinge ist leider nicht überliefert; einschließlich Dr. Fahnenstock selbst waren es mindestens acht, wahrscheinlich aber mehrere Dutzend. Damit bewegt sich diese homöopathische Studie, wie viele andere auch, in genau demselben quantitativen Rahmen wie zahlreiche ärztliche Studien mit synthetischen Arzneien, wie sie heutzutage zuhauf veröffentlicht und als wissenschaftlich korrekt anerkannt werden. Alle Echinacea-Prüflinge waren Ärzte und Medizinstudenten männlichen Geschlechts; die einzige Frau unter ihnen bekam vor Prüfbeginn eine heftige Erkältung und mußte daher absagen. Zwei Beobachtungen zu dem Bereich »weibliche Geschlechtsorgane« entstammen einer Zusatzprüfung von T. C. Duncan, der Fahnenstocks Resultate bestätigte und die nachfolgende Liste noch wesentlich ergänzte.

Tabelle 3: Homöopathische Prüfsymptome von Echinacea angustifolia

Wahrnehmungs-bereich	Anzahl der Nennungen	Beobachtete Symptome
Geist und Gemüt	5	Stumpfheit im Kopf, mit widerwärtiger, reizbarer Gemütsstimmung
	5	Schlummersüchtig; kann nicht lesen
	3	Schläfrig mit Gähnen
	3	Das Gehirn ist wie verworren
	3	Nachmittags Depression des Geistes
	2	So nervös, daß er nicht studieren kann
	2	Wird ärgerlich, wenn man ihn korrigiert; läßt sich nicht widersprechen
	2	Schwindel, wenn er den Kopf in eine andere Lage bringt
	2	Herabgestimmt und verdrießlich
	1	Die Sinne scheinen abgestumpft
Sensorium (»geistig-seelische Wahrnehmungen«)	8	Allgemeine Abgestumpftheit mit Schläfrigkeit
	5	Allgemeine Depression mit Schwäche
	5	Hat keine Lust zu denken oder zu studieren
	5	Schlaf voll von Träumen
	4	Allgemeine Abgestumpftheit, so daß man den Geist auf nichts richten kann
	3	Ruhelos; erwacht öfter in der Nacht
	2	Dumpfer Kopfschmerz; bei jedem Herzschlag ist ihm, als sei das Gehirn zu groß
Innerer Kopf	5	Dumpfer Schmerz im Gehirn; Gefühl von Völle
	5	Dumpfer Stirnschmerz, besonders über dem linken Auge, besser in der freien Luft
	5	Dumpfer Kopfschmerz über den Augen
	4	Dumpfer klopfender Kopfschmerz, besonders in den Schläfen
	3	Gefühl, als ob der Kopf zu groß sei

Wahrnehmungs-bereich	Anzahl der Nennungen	Beobachtete Symptome
Geist und Gemüt	3	Dumpfer Schmerz im Hinterhaupt
	3	Ruhelos; erwacht öfter in der Nacht
	2	Dumpfer Kopfschmerz, schlimmer in der rechten Schläfe, gelegentlich mit scharfem Schmerz
	2	Heftiger Schmerz auf dem Scheitel, besser bei Bettruhe
	1	Dumpfer Kopfschmerz, schlimmer abends
Äußerer Kopf	3	Beständiger dumpfer Druckschmerz in beiden Schläfen
	3	Beständiger dumpfer Schmerz in den Schläfen, gebessert durch Ruhe und Dagegendrücken
	2	Schießende Schmerzen durch die Schläfen
	2	Dumpfer Hinterhauptsschmerz
	2	Er fühlt den Kopf so dick wie eine Windmühle; mit Gemütsdepression
Augen	2	Die Augen tun beim Lesen weh
	2	Dumpfer Schmerz in beiden Augen
	2	Heftiger Schmerz in Augen und Schläfen
	1	Es ermüdet (die Augen) ungemein, ein Buch zu halten und zu lesen
	1	Die Augen schmerzen beim Sehen auf einen Gegenstand und füllen sich mit Tränen; gebessert beim Schließen der Augen
	1	Schläfrigkeitsgefühl in den Augen, doch kann er nicht schlafen
	1	Schmerz hinter dem rechten Auge
	1	Hitzegefühl in den Augen, wenn er sie schließt; Tränenfluß in kalter Luft
Ohr	2	Schießender Schmerz im rechten Ohr
Nase	4	Gefühl von Völle in der Nase, als sei sie verschlossen
	2	Verstopfung der Nasenlöcher, mit Schleim in der Nasenhöhle und im Schlund
	2	Vollheitsgefühl in der Nase, das zum Schnauben nötigt, wovon es aber nicht besser wird
	2	Nasenlöcher wund
	2	Schleimabgang aus dem rechten Nasenloch

Wahrnehmungs-bereich	Anzahl der Nennungen	Beobachtete Symptome
Nase	2	Rauhheitsgefühl im rechten Nasenloch, empfindlich gegen Kälte, die Schleimabfluß bewirkt
	1	Bluten aus dem rechten Nasenloch
	1	Das rechte Nasenloch ist wund, Zupfen bewirkt Blutung
	1	Kopfweh über den Augen mit Niesen
Gesicht	2	Blässe des Gesichts beim Kopfweh
	2	Gesichtsblässe beim Erbrechen
	1	Kleine Blüten (= rötlicher Ausschlag) an Stirn und Wangen
Zunge	2	Weißer Belag der Zunge am Morgen, mit weißem, schaumigem Schleim im Mund; dumpfer Schmerz in den Zähnen
	2	Zunge weiß belegt mit roten Rändern
Mund	3	Aufstoßen geschmackloser Gase
	3	Schlechter Geschmack im Mund am Morgen
	3	Metallischer Geschmack im Mund
	3	Gasrülpsen mit Geschmack des (vorher) Genossenen
	3	Saures Aufstoßen
	2	Trockenheitsgefühl hinten im Mund
	2	Brennender Pfeffergeschmack beim Einnehmen des Mittels
	2	Anhäufung von zähem, weißem Schleim (im Mund)
	1	Saures Aufstoßen mit Halsbrennen
Hals	3	Schleimanhäufung im Hals
	2	Hals wund, besonders auf der linken Seite
	1	Nach Erbrechen sauren Schleimes Halsbrennen
Gastrische Sphäre (»Symptome rund ums Essen und Trinken«)	5	Appetitverlust
	3	Übelkeit, kann nicht essen
	3	Nach dem Essen Aufstoßen mit Geschmack des Genossenen
	2	Verlangen nach kaltem Wasser
	2	Übelkeit vor dem Schlafengehen, besser beim Niederlegen
	2	Nach dem Essen Magen und Bauch voll von Gasen; Übelkeit mit Luftaufstoßen

Wahrnehmungs-bereich	Anzahl der Nennungen	Beobachtete Symptome
Magen	4	Aufstoßen geschmacklosen Gases
	3	Dumpfer Schmerz im Magen
	3	Magensäure, Sodbrennen, mit Gasaufstoßen
	2	Gefühl von etwas Breitem und Hartem im Magen
	2	Gasaufstoßem mit gleichzeitigem Abgang von Winden (= Darmgasen)
	1	Erschlaffungsgefühl des Magens
	1	Schmerz im Magen bis in den Darmkanal hinab,
Hypochondrium (= Gegend unter den Rippenbögen)	5	Schmerzen im rechten Hypochondrium
Bauch	5	Vollheitsgefühl im Bauch mit Blähungsgetöse
	2	Schmerz um den Nabel, gebessert beim Vorbeugen
	2	Scharfschneidender Schmerz im Bauch, der plötzlich kommt und (ebenso plötzlich) verschwindet
Urin	6	Häufiger Harndrang
	4	Vermehrter Harnabgang
	3	Harn blaß und reichlich
	2	Hitzegefühl (an der Harnröhre) während des Urinierens
	2	Schmerz und Brennen beim Harnlassen
	1	Unfreiwilliger Harnabgang
	1	Harn spärlich und dunkelfarben
Männliche Geschlechtsorgane	2	Der Hoden ist (wie) hinaufgezogen und empfindlich
	2	Schmerz quer durch das Mittelfleisch (= Penisansatz); dieses ist wie gespannt
	1	Wundheitsgefühl im Mittelfleisch
	1	Schmerz im rechten Samenstrang
Weibliche Geschlechtsorgane	1	Schleimabgang aus der Vagina des Abends
	1	Schmerz in der rechten Unterbauchgegend, scheint tief zu sitzen, aber nur von kurzer Dauer

Wahrnehmungs-bereich	Anzahl der Nennungen	Beobachtete Symptome
Luftwege	2	Reizzustand des Kehlkopfs
	2	Beständiges Schleimräuspern
	2	Schleim kommt, wenn man im Bett liegt, in den Kehlkopf; man muß husten, um den Kehlkopf zu klären
	2	Vollheitsgefühl im oberen Teil der Lunge
	2	Schmerz in der Gegend des Zwerchfells
	1	Rauhe Stimme
	1	Schmerz in der rechten Lunge
Herz und Puls	2	Leichter Schmerz über dem Herzen
	2	Herztätigkeit geschwächt
	2	Angstgefühl um das Herz
	2	Schmerz in den Brustmuskeln
	2	Wie (wenn) eine Last unter dem Brustbein (lagere)
	1	Schneller Herzschlag
	1	Herztätigkeit erhöht
	1	Wundheitsgefühl in der Brust
Nacken und Rücken	6	Dumpfer Schmerz daselbst (= in Nacken und Rücken)
	4	Schmerzen in der Lenden(wirbel)gegend, verschlimmert durch Bücken
	3	Schmerz in der Lenden(wirbel)gegend über den Nieren
	3	Schmerz im Nacken
Ober-Glieder (= Hände, Arme)	4	Schmerz in den Handgelenken und Fingern
	3	Schmerz im rechten Daumen
	2	Scharfe Schmerzen im linken Ellenbogen
	2	Schmerz im Nacken
	2	Schmerz in der rechten Schulter bis zu den Fingern herab
	2	Arger Schmerz im linken Arm abwärts bis zu den Fingern, mit Verlust der Muskelkraft
	2	Kalte Hände
	2	Schmerz in der linken Schulter, gebessert durch Ruhe und Wärme

Wahrnehmungs-bereich	Anzahl der Nennungen	Beobachtete Symptome
Unter-Glieder (= Füße, Beine)	3	Schmerzen in der linken Hüfte und im Knie
	2	Kalte Füße
	2	Schmerz in der Kniekehle
	2	Heftig schießende Schmerzen in den Beinen
	2	Schmerzen im rechten Oberschenkel
	2	Schmerzen im rechten Bein
	1	Kalte Beine
Gliedmaßen im allge-meinen	7	Allgemeine Gliederschwäche
	1	Schmerz zwischen den Schultern, der sich in die Achselhöhle und in die Arme hinab erstreckt
Haut	3	Heftiges Jucken und Brennen in der Haut am Hals
	2	Kleine rote Blütchen (= Ausschlag) am Hals und im Gesicht
	1	Kleine Papeln mit Röte, die sich wie Nesseln anfühlen, am 5. Tag der Prüfung
	1	Trockene Haut
Nerven	7	Gefühl von Erschöpfung, Müdigkeit
	6	Allgemeines Wehgefühl mit Erschöpfung
	3	Muskelschwäche
	3	Unruhiger Schlaf, wacht oft auf
	3	Schlaf voller Träume
	2	Allgemeine Müdigkeit, schläfrig
	2	Gefühl, als ob man lange krank gewesen (sei)
	2	Träume von verstorbenen Verwandten
	1	Träumt die ganze Nacht von aufregenden Dingen
Körpertemperatur	2	Allgemeine Kälte mit Übelkeit
	1	Frost(gefühl) den Rücken hinauf, anfallsweise
Blut	2	Nach der Prüfung fanden sich die (Werte der) roten Blutkörperchen verringert
Lagen*	ohne Angaben	Schmerz und Übelbefinden des Magens, gebessert im Liegen
		Besserung in Ruhelage
		Besserung durch Vornüberbeugen

* für die homöopathische Diagnose bedeutsame, meist von mehreren Prüflingen genannte Sonder-Beobachtungen

Wahrnehmungs-bereich	Anzahl der Nennungen	Beobachtete Symptome
*Zeitliche Zusammenhänge**	ohne Angaben	Verschlimmerung nach dem Essen Verschlimmerung des Abends Verschlimmerung nach körperlicher/oder geistiger Arbeit

* für die homöopathische Diagnose bedeutsame, meist von mehreren Prüflingen genannte Sonder-Beobachtungen

Auch diagnostisch ungeübten Menschen fällt an dieser Auflistung von Prüf-Symptomen sofort ins Auge: Vieles klingt ja genau so, als sei hier eine scheußliche *Erkältungskrankheit* ausgebrochen! Und tatsächlich fühlten sich die meisten Prüflinge auch genau so – allerdings ohne miteinander Kontakt zu haben (keine Ansteckung untereinander) oder sich überhaupt eine Erkältung eingefangen zu haben, womöglich alle gemeinsam und zeitgleich mit der Prüfung des Mittels. Die Symptome ließen also darauf schließen: Echinacea eignet sich besonders gut, um grippale Infekte zu kurieren.

Diagnostisch Geübtere erkennen in dieser Tabelle außerdem: Viele Symptome ähneln denen einer mehr oder weniger schweren *Vergiftung*, zum Beispiel mit verdorbenen Lebensmitteln; die Herzsymptome, Pulsveränderungen, Angstgefühle, Todesträume lassen auch an eine Vergiftung durch Schlangenbisse denken (und tatsächlich war die »Indianerwurzel« ja ein beliebtes und bewährtes Mittel gegen Schlangengift).

Andere Symptomgruppen sind wiederum für andere Erkrankungen recht typisch: verstärkter Harndrang, Schmerzen im Genitalbereich und beim Wasserlassen, Frösteln, Erschöpfung, Reizbarkeit zum Beispiel für *Blasenentzündungen*, plötzlich einschießende Schmerzen, vor allem in den Gelenken, für *rheumatische Erkrankungen*, intensives Hautjucken oder -brennen für *Hautentzündungen*, auch *Allergien*, und so fort.

Der Schluß liegt auf der Hand: Homöopathisch betrachtet,

kann Echinacea auch für Menschen mit diesen Erkrankungen das genau passende Mittel sein. Denn bei der Verordnung steht nicht in erster Linie die medizinische Diagnose im Mittelpunkt, sondern gemäß Hahnemanns Ähnlichkeitsregel die Ähnlichkeit des Arzneimittelbildes mit den beobachteten Symptomen.

Und hier wären wir wieder bei der Schulmedizin angelangt, die ja Echinacea ebenfalls bei Erkrankungen ganz unterschiedlicher Art als hilfreich ansieht, von Entzündungen bis hin zum Keuchhusten. In ihrer Lehre heißt es, Echinacea stärke das Immunsystem und verhindere die Ausbreitung von Krankheitserregern, so daß sich der Organismus besser gegen sie wehren könne. In der Homöopathie heißt es, der Sonnenhut bewirke eine Umstimmung des Organismus dahingehend, daß die Lebenskraft gestärkt werde und der kranke Mensch wieder zur Gesundheit zurückfindet.

Der Unterschied liegt in der Betrachtungsweise, die sich (auch) in der Wortwahl ausdrückt.

Homöopathische Indikationen für Echinacea

Eklektische Ärzte priesen *Echinacea angustifolia* (als homöopathische Urtinktur oder als pflanzenheilkundlichen Preßsaft), wie der berühmte Homöopath John Henry Clarke berichtet, unter anderem »bei schleichenden typhösen Zuständen, Diphtherie, bösartigem Scharlach, Karbunkeln und Furunkeln und als Mittel bei Schlangenbissen«. (4)

In der Homöopathie sieht die Liste der Indikationen noch heute ganz ähnlich aus: Appendizitis (= »Blinddarmentzündung«, allerdings nur im Frühstadium), Bisse tollwütiger Tiere, Blutvergiftung, Diphtherie, Gangrän (= Wundbrand), Geschwüre, Karbunkel, ungute Folgen einer Pockenimpfung, Pyrämie (= vorübergehende Ansammlung von Bakterien im Blut, die zu Abszessen führen kann), Vergiftung durch Rhus toxicodendron, den Giftsumach, Scharlach, Schlangenbisse, Struma (= Kropf), Syphilis, Typhus sowie infizierte Wunden. (5)

Der Homöopath Dr. med. Julius Mezger fügte diesen Einsatzgebieten noch »alle Arten von Septicämie« hinzu, also Blutvergiftungen, außerdem »bösartiges Erysipel (= Wundrose), welches um sich greift und geschwürige Prozesse verursacht«, septisches Wochenbettfieber sowie »alle ernsthaften Erkrankungen, besonders infektiöser Art, die Neigung zu malignem (= bösartigem) Verlauf zeigen«. So nützlich das Präparat in vielen Einzelfällen auch sein könne, warnte er doch davor, es zu überschätzen: »Es soll aber auch nicht verschwiegen werden, daß oft eine heilsame Wirkung vermißt wird.« (6)

Ganz anderer Meinung war da Dr. B. S. Arnulphy (siehe S. 88). Er lobte Echinacea als »Heilpflanze von hohem Werte« und als »wundervollen Arzneistoff« und berichtete über Erfolge bei »Affektionen der Gallenblase, bei Gallenkopfschmerz, bei Grippe (Fieber), Verengung der Speiseröhre, Zungengeschwüren und Vergiftung durch Kanalgase«, etwa bei Arbeitern, die in der Kanalisation herumklettern mußten. Mindestens in 60 Fällen von Blinddarmentzündung – darunter einigen sehr bedrohlichen – sei ihm der Sonnenhut sehr hilfreich gewesen (vor allem zusammen mit den Homöopathika Bryonia oder Hydrastis verabreicht). Vielmals habe er auch »in wenigen Tagen die Frühjahrspusteln junger Mädchen mit Echinacea geheilt«. Überhaupt eigne sich der Sonnenhut am besten bei septischen Zuständen aller Art. Arnulphys abschließendes Urteil: »Ich selbst gebrauche ihn seit mehr als 30 Jahren und bin sehr selten von ihm im Stiche gelassen worden.« (7)

Ein damals weithin berühmter Gynäkologe aus den Vereinigten Staaten, Prof. Dr. med. James C. Wood aus Cleveland/Ohio, arbeitete häufig mit Homöopathika und vermerkte 1923: »Wenn die Untersuchung des Blutes, namentlich der weißen Blutkörperchen, Eiterung erwarten läßt, ist Echinacea nach meiner Ansicht (die sich auf die allerwissenschaftlichsten mo-

dernen Untersuchungen stützt) das Mittel par excellence, um
(...) das Eindringen und die Vermehrung der Infektionskeime
zu hemmen.« Mehrmals sei er beispielsweise zu Patientinnen
gerufen worden, die nach einer illegalen Abtreibung sterbens-
krank geworden waren. Echinacea senkte das septische Fieber
und half, die Plazentareste aus der Gebärmutter auszutreiben.
Alle Frauen, so Wood, wurden wieder gesund. (8)

Neben allen schon genannnten Einsatzbereichen vermerkt
das ›Handbuch der homöopathischen Materia medica‹ von Dr.
med. William Boericke (9) außerdem die folgenden: Müdig-
keitsgefühl (ein Zeichen allgemeiner Abwehrschwäche), das
»letzte Stadium von Krebs, um den Schmerz zu lindern«, wie es
auch Prof. King bei seiner krebskranken Frau benutzt hatte
(siehe S. 28), zerebrospinale Meningitis (= Entzündung von
Hirnhaut und Rückenmark), Lymphknotenentzündung sowie
Quetschungsverletzungen. Anders als Arnulphy warnt er hingegen vor dem Einsatz bei Blinddarmentzündungen: »Man muß
immer daran denken, daß das Mittel die Eiterung fördert und eine verschleppte Appendizitis mit Eiterbildung unter Anwendung dieses Mittels wahrscheinlich schneller durchbrechen
würde« – mit möglicherweise tödlichen Folgen.

Dr. med. Otto Leeser fügt den genannten Indikationen noch
»Hämorrhoiden, Insektenstiche und Parodontose« hinzu.
Auch als Aphrodisiakum, also die Liebeslust förderndes Mittel,
meint er, sei Echinacea durchaus brauchbar. Ob für Frau oder
Mann oder beide, und aufgrund welcher homöopathischer Er-
fahrungen, vermerkt Leeser allerdings nicht. (10)

Die Kunst homöopathischer Mittel-Wahl

Ausschlaggebend für die Wahl des richtigen Homöopathikums
sind oft Besonderheiten, die in der Schulmedizin keines Blickes
gewürdigt werden. Oder fragt etwa je ein praktischer Arzt nach

Ihren Träumen, wenn Sie sich vergrippt fühlen? Hält er es für medizinisch bedeutsam, daß Sie, die sonst so umgängliche Patientin, fast unhöflich schroff reagieren, wenn er Ihnen einen Ratschlag gibt, der Ihnen nicht gefällt? Will er ausdrücklich wissen, ob es Ihnen vor oder nach dem Essen, morgens, mittags, abends oder nachts am schlechtesten geht?

In aller Regel sicher nicht. Für Homöopathie-Fachleute sind solche Einzelheiten oft entscheidend. Und da sie die ganze Persönlichkeit dabei im Blick behalten, nicht nur das rein Organische, gilt die Homöopathie auch als Verfahren der Ganzheitsmedizin.

Jedes Symptom aus dem Arzneimittelbild des Schmalblättrigen Sonnenhuts kann nun allerdings, für sich genommen, auch dem Arzneimittelbild eines ganz anderen Homöopathikums entstammen. Das Homöopathie-Fachbuch ›Der Neue Clarke‹ (11) nennt als Vergleichsmittel von Echinacea die Mittel Arnica, Bellis perennis (Gänseblümchen) und Calendula: Unter ihren Arzneimittelbildern sollten Fachleute nachsehen, ob sie nicht vielleicht noch besser zur kranken Person passen als der Sonnenhut. Als das »engste Analogmittel« wird Baptisia, der Wilde Indigo, genannt; dieses Homöopathikum wird vorrangig bei Typhus (mit Durchfall, hohem Fieber, Delirium, Halluzinationen, belegter Zunge, beschleunigtem Puls) verordnet. Das Symptom »Vergrößerungsgefühl des Kopfes« findet sich beispielsweise auch im Arzneimittelbild von Argentum nitricum (Silbernitrat), Baptisia, Bovista (Staubschwamm), Glonoinum (Nitroglyzerin), Nux moschata (Muskatnuß) und Nux vomica (Brechnuß).

Die Kunst der homöopathischen Mittelfindung besteht also darin, die verschiedenen Symptome abzuwägen, das Gesamtbild der Symptome mit dem Gesamtbild anderer, möglicherweise ebenfalls in Frage kommender Homöopathika zu vergleichen – und schließlich dasjenige Mittel auszuwählen, das am genauesten die Befindlichkeit der kranken Person widerspiegelt.

Nur selten wird eine Patientin oder ein Patient wirklich alle Symptome aufweisen, die zum Arzneimittelbild von *E. angustifolia* gehören. In solchen Fällen ist für die Mittel-Wahl entscheidend, die individuell auftretenden Besonderheiten richtig einzuordnen. Verschlimmern sich die Beschwerden stets am frühen Morgen (statt abends)? Macht sich eine depressive Teilnahmslosigkeit breit (statt erhöhter Reizbarkeit)? Fühlt man sich beim Sitzen oder Gehen deutlich besser (statt im Liegen)? Dann ist Echinacea vielleicht doch nicht das Richtige, auch wenn einige Leitsymptome dafür zu sprechen scheinen: etwa Heiserkeit, Gliederschmerzen, belegte Zunge. Andererseits können auch gerade bestimmte Besonderheiten – z. B. Alpträume, Herzklopfen, Unduldsamkeit, obwohl man sonst »die Sanftmut in Person« ist – den Blick auf Echinacea lenken, obwohl die homöopathische Fachkraft vielleicht zunächst auf ein anderes Mittel tippte. Und manchmal muß man, wie in der Schulmedizin auch, ganz einfach ausprobieren, welche Arznei im Einzelfall tatsächlich am besten wirkt.

Wirkt hochpotenzierte Echinacea anders?

Homöopathische Urtinkturen müssen nach den exakten Vorschriften des ›Homöopathischen Arzneibuches‹ (HAB) hergestellt werden, allopathische Reintinkturen nach den Vorschriften des ›Deutschen Arzneibuchs‹ (DAB). Bringt die etwas unterschiedliche Herstellung Unterschiede in der Wirkung mit sich? »Zumindest zwischen alkoholischen Echi-nacea-Extrakten und Echinacea-Urtinkturen«, meinen die Pharmakologen Bauer und Wagner (12), bestehen »hinsichtlich der immunstimulierenden Wirkung keine grundsätzlichen Wirkunterschiede«.

Ob Sie also einen Echinacea-Preßsaft aus der Phytotherapie oder eine homöopathische Urtinktur einnehmen, spielt demnach keine entscheidende Rolle: Beide wirken ziemlich gleich.

Zwei Studien von H. Möller und H. Naumann (13) sowie von H. Enbergs und A. Woestmann (14) zeigten außerdem: Immunstimulierende Wirkungen vergleichbarer Art waren auch noch bei den homöopathischen Echinacea-Potenzen D4 und D8 zu beobachten. Diese Potenzen gelten als Niedrigpotenzen. »Für eine Wirkung bzw. Wirksamkeit mit noch höheren Potenzen gibt es dagegen keinerlei Hinweise mehr«, stellen Bauer und Wagner fest. Ihres Erachtens ist es daher »äußerst fraglich«, ob auf diese Mittel »das Ähnlichkeitsprinzip anwendbar ist«, ja ob sie überhaupt mit Fug und Recht als Homöopathika bezeichnet und von schulmedizinischen Echinacea-Verdünnungen abgegrenzt werden könnten und sollten.

Auch Fahnenstock, der seine Prüfungen einmal mit der Echinacea-Urtinktur, einmal mit der Potenz D30 (einer Hochpotenz) durchgeführt hatte, fand im letzteren Fall kaum noch bemerkenswerte Prüfsymptome. Andere Homöopathen hingegen kamen bei ihren Beobachtungen zu anderen Ergebnissen. So führte der deutsche Homöopath Rabe 1927 eine Echinacea-Arzneimittelprüfung an Ärzten durch, und zwar mit unterschiedlich potenzierten Mitteln. Dabei ergab sich: »Fast sämtliche Prüfer klagten über Benommenheitsgefühle im Kopf, inneres Zittern, Mattigkeitsgefühl, heiße Wallungen wechselnd mit Frösteln, Knochenschmerzen, ganz eigenartige scharfe, stichartige Schmerzen in den Gelenken und den verschiedensten Gliedmaßen. Auffällig ist dabei, daß diese Erscheinungen vorwiegend bei der 12. Dezimal-Potenz aufgetreten sind. – Bei den tiefen Potenzen standen Herzaffektionen in Verbindung mit lebhaften Rachenkatarrhen im Vordergrund.« (15)

Echinacea scheint also ein Homöopathikum mit stark dosisabhängigen Wirkungsspektren zu sein: Als Urtinktur und in niedrigen Potenzen beeinflußt es den Organismus vorwiegend auf die eine Weise; in der »mittleren« Potenz D12 stehen andere Wirkungen im Vordergrund; in der Hochpotenz D30 sind kaum noch (oder nur langzeitig zu beobachtende, sehr »feine«) Wirkungen zu verzeichnen. Solche unterschiedlichen Wirkungsspektren sind je nach Verdünnung aus der Hormonforschung, aber auch aus der chemischen Forschung mit allerlei industriell produzierten Schadstoffen wohlbekannt; darauf verweist die Wissenschaftlerin Theo Colborn in ihrem hochinteressanten Buch ›Die bedrohte Zukunft‹ (16).

Rein rechnerisch betrachtet, bedeutet die Potenz D12 immerhin: Von der Urtinktur ausgehend, wird die Lösung zwölfmal im Verhältnis 1:9 verdünnt. In zirka einer Billion Teilen Lösungsmittel ist also nur noch ein Teil Urtinktur vorhanden. Das sind Mengenverhältnisse, wie sie höchstens in der Hormontherapie, nicht aber in der üblichen Phytotherapie zur Anwendung kommen. Dort geht es in aller Regel um Größenordnungen wie Milligramm oder Milliliter – also vergleichsweise große Mengen der Wirksubstanz pro Einnahmedosis. Auch bei der Potenz D8 ist die Wirkstoffmenge weitaus kleiner als in phytotherapeutischen Präparaten üblich: ein Teil Wirkstoff auf zirka 100 Millionen Teile Lösungsmittel.

Die homöopathischen Präparate mit allopathisch hergestellten gleichzusetzen, wie es Bauer und Wagner tun, ist also allein schon aus diesem Grund nicht korrekt. Und was den Wirksamkeitsvergleich angeht, hätte die Schlußfolgerung der Pharmakologen eigentlich lauten müssen: *Obwohl* Echinacea in D4- und D8-Potenzen in erheblich geringeren Konzentrationen vorliegt als im allopathischen Preßsaft, sind die Homöopathika – für Skeptiker erstaunlich – dennoch von vergleichbarer Wirkung und Wirksamkeit.

Echinacea nach dem Ähnlichkeitsprinzip anzuwenden, ist für klassisch arbeitende homöopathische Fachleute selbstverständlich; wer das für »fragwürdig« hält, kennt sich einfach nicht genügend in Homöopathie aus. Allerdings gibt es homöopathische Kombinationspräparate, in denen Echinacea mit anderen pflanzlichen Substanzen vermengt wird. Streng nach Hahnemann sind solche Präparate eigentlich unzulässig; viele sind dennoch von ihrem Nutzen – vor allem zur Stärkung des Immunsystems – überzeugt.

Bekommen Sie von Ihrem Arzt oder Ihrer Ärztin mit einer Zusatzausbildung in Homöopathie also Kombinationspräparate verordnet, haben Sie es nicht mit einer streng nach Hahnemann vorgehenden Fachkraft zu tun. Sollten Fachleute Ihnen hingegen Echinacea in einer Hoch- oder Höchstpotenz verordnen, brauchen Sie sie andererseits keineswegs der Scharlatanerie zu bezichtigen. Achten Sie darauf, ob sich Ihr Befinden in den folgenden zwei Wochen in irgendeiner Weise bessert; wenn nicht, muß eventuell ein anderes Mittel gesucht werden. Für Ihre homöopathische Hausapotheke genügt es, wenn Sie Echinacea in der Potenz D4 oder D8 bereithalten. Fragen Sie Ihre Fachkraft, was sie Ihnen am ehesten empfiehlt.

Bücher zum Weiterlesen:

Huijsen, L. P.: Der Homöopathie-Führer. Ein Wegweiser zum Gebrauch homöopathischer Mittel. Droemer Knaur Verlag, München 1991.
Lauterbach, Christine/ Schroeder, Ulrike: Kinder homöopathisch behandeln. Deutscher Taschenbuch Verlag, München 1997.
Lockie, Dr. Andrews/ Geddes, Dr. Nicola: Frauen-Handbuch der Homöopathie. Verlag Zabert Sandmann, München 1994.
Lockie, Dr. Andrews: Homöopathie-Handbuch für die ganze Familie. Verlag Zabert Sandmann, München 1996.
Rose, Dr. Barry: Der große Familienratgeber Homöopathie. Midena Verlag, Küttigen/Aarau (Schweiz) 1995.
Seng, Dr. med. Gunther (Hrsg.): Naturheilverfahren und Homöopathie. Methoden/ Krankheiten und ihre Behandlung. TRIAS Verlag, Stuttgart 1989.
Stumpf, Werner: Kinder mit Homöopathie natürlich behandeln. Verlag Gräfe und Unzer, München 1994.

6. Der Sonnenhut in Ihrer Hausapotheke
Kleine Präparate-Kunde

Sonnenhut ist nicht gleich Sonnenhut, wie das 2. Kapitel bereits zeigte. Manche Hersteller haben sich auf Zubereitungen von *Echinacea purpurea* spezialisiert, ziehen den Roten Sonnenhut teils sogar in eigenen Kulturpflanzungen zu medizinischen Zwecken heran; andere verwenden hauptsächlich *Echinacea pallida*, den Blaßfarbenen Sonnenhut, oder *Echinacea angustifolia*, den Schmalblättrigen, der in Deutschland nur in wenigen Gegenden gedeiht. Viele Hersteller halten es mit der Homöopathie und bringen Echinacea-Präparate als homöopathisch hergestellte Urtinktur – mit dem Zeichen Ø gekennzeichnet – oder als homöopathische Dilution (in D- oder C-Potenzen) auf den Markt. Andere stellen ausschließlich allopathische Echinacea-Präparate her. Und viele Hersteller verwenden ein Mitglied der Sonnenhut-Spezies zusammen mit anderen Heilpflanzen in sogenannten Kombinationspräparaten, nach dem Motto: »Gemeinsam sind wir stärker.«

Mehrere Dutzend Firmen teilen sich den deutschen Echinacea-Markt; mehr als zehn Millionen Packungen werden insgesamt pro Jahr verkauft, dreistellige Millionenumsätze damit erzielt. Allein aus der ganzen Pflanze von *Echinacea angustifolia* sind mehr als 150 homöopathisch hergestellte Arzneien im Handel, auf der Basis der Urtinktur oder in homöopathischer Potenzierung, als Mono- oder Kombinationspräparate. (1) An allopathischen Einzelpräparaten aus dem Extrakt des Schmalblättrigen Sonnenhuts verzeichnet die Pharmazeutische Stoffliste (2) acht, an Kombinationspräparaten mehr als zwanzig Arzneien, dazu weitere, die aus einem Extrakt allein des Krautes oder ausschließlich aus der frischen bzw. getrockneten Wurzel hergestellt wurden. Eine ähnliche Vielfalt ist auch bei Präparaten aus *Echinacea purpurea* zu verzeichnen; seltener ist *Echinacea pallida* die Grundlage für Tropfen oder Tabletten.

Was für Mittel brauchen Sie?

Sämtliche auf dem Markt befindliche Präparate in allen möglichen Darreichungsformen einzeln aufzuführen, ergäbe also eine seitenlange Liste, die Ihnen noch dazu wenig praktischen Nutzen brächte. Denn für die Frage, welche Echinacea-Präparate sich für Ihre persönliche Hausapotheke am besten eignen, ist es – auch wenn die Hersteller natürlich anderer Meinung sind – weniger wichtig, von welcher Firma ein Präparat stammt oder ob dieser oder jener Sonnenhut, diese oder jene jene Hilfsstoffe zur Zubereitung verwendet wurden (es sei denn, Sie müssen wegen einer Allergie gerade darauf achten, siehe dazu ab S. 175). Wichtig sind vielmehr folgende Fragen:

- *Soll es ein allopathisches oder ein homöopathisches Präparat sein?* Urtinkturen und daraus hergestellte, nicht weiter potenzierte Homöopathika unterscheiden sich von der Wirkung her praktisch nicht von allopathischen Reinextrakten beziehungsweise Preßsäften. Ob Sie sich für das eine oder das andere entscheiden, hängt also von Ihrer grundsätzlichen Einstellung ab. Wer sich der Homöopathie beziehungsweise der anthroposophischen Medizin nach Rudolf Steiner verschrieben hat, wird das Homöopathikum vorziehen. Für Menschen ohne Präferenzen ist das »hinten so vorne wie hoch«.
- *Welche Darreichungsform(en) bevorzugen Sie?* Für bestimmte Einsatzbereiche (siehe Tabellen 4 und 5) gibt es nur bestimmte Darreichungsformen; in anderen Fällen haben Sie die Qual der Wahl. Manche Menschen lutschen lieber eine Pastille, als Tropfen einzunehmen; andere scheuen alkoholhaltige

Präparate; wieder anderen bleiben Tabletten oft im Halse stecken, weshalb sie am liebsten einen Sonnenhut-Tee oder -Saft vorrätig halten.

- *Wie lange soll sich das Präparat in der Hausapotheke halten?* Auf allen Packungen sind Verfallsdaten eingeprägt, die Sie bei der Lagerung beachten müssen. Davon abgesehen, kommt es auf Ihren allgemeinen Gesundheitszustand und die Größe Ihres Haushalts an, welche Darreichungsformen und Packungsgrößen für Sie vorteilhafter sind. Angebrochene Salben, Lippenstifte und Flüssigpräparate mit relativ niedrigem Alkoholgehalt verderben rascher als »Hochprozentiges«, Tabletten mit Schutzüberzug oder Arzneien, die einzeln verpackt sind und bei Bedarf aus ihrer Schutzfolie herausgedrückt werden können, während der Rest der Packung weiter unter Verschluß bleibt. Wenn Sie nur selten zu Echinacea greifen (müssen), sind letztere Darreichungsformen und kleine Packungen für Sie günstiger. Haben Sie jedoch eine Großfamilie, in der öfter mal jemand den Sonnenhut braucht, können Sie auch Großpackungen und/oder Präparate mit kürzeren Verfallszeiten wählen.
- *Welches Präparat ist finanziell am günstigsten?* Echinacea kann zwar ärztlich verordnet werden; die Krankenkassen zahlen jedoch – wenn überhaupt – allenfalls einen Zuschuß dazu (Ihren »Rezeptanteil« müssen Sie in der Apotheke auf jeden Fall bezahlen). Bei vergleichbaren Einsatzgebieten nach dem preiswertesten Präparat zu fragen, kann sich daher durchaus lohnen.

Die Darreichungsformen

Die folgenden Tabellen 4 und 5 geben Ihnen einen Überblick über die derzeit auf dem Markt befindlichen Echinacea-Darreichungsformen, getrennt nach allopathischen und homöopathischen Zubereitungen; daneben nenne ich Ihnen jeweils einige Handelsnamen samt zugehöriger Hersteller, damit Sie sich beim Einkauf in der Apotheke besser orientieren können. Aus den oben angeführten Gründen erhebt diese Handelsnamenliste keinerlei Anspruch auf Vollständigkeit. Die in meiner Auswahl genannten Präparate sind auch nicht »besser« (oder »schlechter«) als ähnliche, ungenannt bleibende, zu denen vielleicht gerade das von Ihnen besonders geschätzte Mittel gehört. Monopräparate, die nur Echinacea als Arzneidroge enthalten, habe ich mit einem M, Kombinationspräparate mit einem K gekennzeichnet. Letztere sind, vor allem als homöopathisch zubereitete Mixturen, sehr zahlreich auf dem Markt vertreten; ihre Indikationsgebiete gehen auch oft weit über das hinaus, was für den Sonnenhut typisch ist. Aus Platzgründen muß ich mich auf jeweils wenige Beispiele beschränken.

Unter »Synonyme« weise ich auf andere Herkunftsbezeichnungen der verwendeten Arzneidroge hin, die manchmal auf den Etiketten genannt werden und Verwirrung stiften können. Wie Kapitel 2 ja bereits zeigte, haben die Sonnenhüte viele Namen. Hier können Sie nachsehen, um welche Art es sich jeweils handelt.

Tabelle 4: Allopathische Echinacea-Präparate (Auswahl) — Abkürzungen: M = Monopräparat, K = Kombinationspräparat

Pflanze/Synonyme	Anwendungs-form	Darreichungs-formen	Handelsnamen (Beispiele)	Einsatzbereich
E. angustifolia, Extrakt aus frischem oder getrocknetem Kraut, aus frischen bzw. getrockneten Wurzeln oder aus frischer Blühpflanze; *Synonyme:* E. sanguinea, Kleine Sonnenblume, (Schmalblättriger) Sonnenhut	innere Anwendung	Dragees	Echinacea Aar® Dragees, AAR Pharma (M)	Erkältungen, Infekte
			Angocin® Anti-Infekt, Repha (K)	Erkältungen, Infekte
		Gurgellösung	Echtrosept®-GT, Weber & Weber (K)	Entzündungen in Mund und Rachen, Prothesendruckstellen
				allg. Abwehrsteigerung
		Tabletten	Dr. Dünner Echinacea-Kräutertabletten, Salushaus (M)	Erkältungen, Infekte
			Echinacea-ratiopharm® Tabl., Ratiopharm (M)	Infekte der Atemwege und ableitenden Harnwege
			Pascotox® 100 Tabl, Pascoe (M)	
			Pascotox® N Tabl, Pascoe (K)	allg. Abwehrsteigerung
		Tee	Hevert-Echinacea Tee, Hevert (M)	Erkältungen,
			Salus Sonnenhut-Heißgetränk, Salushaus (M)	allg. Abwehrsteigerung, Harnwegsinfekte
			Schwarzwälder® Sonnenhutwurzel Tee, Schwarzwälder (M)	Erkältungen, allg. Abwehrsteigerung
		Tropfen	Pascotox® Tropfen, Pascoe (M)	Infekte der Atemwege und ableitenden Harnwe-

113

Pflanze/Synonyme	Anwendungs-form	Darreichungs-formen	Handelsnamen (Beispiele)	Einsatzbereich
E. angustifolia, Extrakt aus frischem oder getrocknetem Kraut, aus frischen bzw. getrockneten Wurzeln oder aus frischer Blühpflanze; *Synonyme:* E. sanguinea, Kleine Sonnenblume, (Schmalblättriger) Sonnenhut	innere Anwendung	Tropfen	Salus Echinacea-Tropfen, Salushaus (M) Arthrodynat® Tropfen, Ziethen (K)	allg. Abwehrsteigerung Gelenk- und rheumat. Erkrankungen, Arthrosen
	äußere Anwendung	Grippe- und Erkältungsbad Lippenstift	Hormonapin®, Bienenzell (K, mit Honig) Salus Echinacea Lippenpflege, Salushaus (K)	bei beginnender Erkältung aufgesprungene, entzündete Lippen
		Liquidum/ Preßsaft	alle daraus bestehenden Präparate, für Einreibungen, Packungen, Umschläge	schlecht heilende Wunden, Entzündungen, Geschwüre, Gelenkrheuma
		Salbe	Echinaceasalbe, Fides (M) Wörishofener Echinacea-Salbe, Dronania (M) Bryonia-Strath®-Salbe, Strath-Labor (K)	Wunden, Ekzeme, Hautentzündungen Wunden, Ekzeme, Hautentzündungen Krampfadern, Hautentzündungen, Hämorrhoiden, Durchblutungsstörungen
	parenterale Anwendung (Injektion)	Ampullen/In-jektionslösung	Pascotox forte-Injektopas®, Pascoe (M)	allg. Abwehrsteigerung

Pflanze/Synonyme	Anwendungsform	Darreichungsformen	Handelsnamen (Beispiele)	Einsatzbereich
E. purpurea, Extrakt aus frischem oder getrocknetem Kraut oder frischer bzw. getrockneter Wurzel; *Synonyme:* Roter Sonnenhut, Purpursonnenhut, Purpurfarbene Kegelblume, Rudbeckia purpurea	innere Anwendung	Gurgellösung	Echtrosept®-GT, Weber & Weber (K)	Mund- und Rachenentzündungen, Prothesendruckstellen
		Kapseln	Nomon® N Kapseln, Hoyer (K)	Prostatitis, Reizblase, Störungen beim Wasserlassen
		Lutschpastillen	Echinacin® Madaus Capsetten, Madaus (M)	Infekte der Atemwege und ableitenden Harnwege
		Liquidum/Preßsaft	Echinacea Hevert® purp. forte, Hevert (M)	allg. Abwehrsteigerung, Schleimhautentzündung (vor allem bei Erkältung), chronische Nierenerkrankung, nicht-bakterielle Nierenentzündung, chronische Magen- und Darmgeschwüre, wunde Lippen
			Echinacea Stada® Lösung, Stada (M)	chronische Atem- und Harnweginfekte, Infektvorbeugung
			Echinacin ® Madaus Liquidum, Madaus (M)	chronische Atem- und Harnweginfekte, Infektvorbeugung
			Echinatruw® Preßsaft, Truw (M)	chronische Atem- und Harnweginfekte, Infektvorbeugung

Pflanze/Synonyme	Anwendungs-form	Darreichungs-formen	Handelsnamen (Beispiele)	Einsatzbereich
E. purpurea, Extrakt aus frischem oder getrocknetem Kraut oder frischer bzw. getrockneter Wurzel; *Synonyme:* Roter Sonnenhut, Purpursonnenhut, Purpurfarbene Kegelblume, Rudbeckia purpurea	innere Anwendung	Liquidum/Preßsaft	Esberitox® mono Tropfen (Preßsaft), Schaper & Brümmer (M) Immunopret® Preßsaft, Bionorica (M)	chronische Atemweginfekte, Infektvorbeugung chronische Atem- und Harnweginfekte, Infektvorbeugung
			Salus Sonnenhut-Frischpflanzentropfen (Preßsaft), Salushaus (M)	Abwehrsteigerung, chronische Atem- und Harnweginfekte
			Esberitox® N Lösung, Schaper & Brümmer (K)	allg. Abwehrsteigerung, akute und chronische Atemweginfekte, begleitend bei Antibiotikatherapie, bakterielle Hautentzündungen, Lippenherpes, Leukopenien nach Strahlen- und Zytostatikatherapie
			Nomon® N Liquidum, Hoyer (K)	Prostatitis, Reizblase, Störungen beim Wasserlassen
		Mundwasser	Lingomed®-Mundwasser, Fink (K)	Mundpflege, Entzündungen im Mundraum, Prothesendruckstellen
			Parodontax® Mundwasser, Blockdrug (K)	Mundpflege, Entzündungen im Mundraum, Prothesendruckstellen

Pflanze/Synonyme	Anwendungs-form	Darreichungs-formen	Handelsnamen (Beispiele)	Einsatzbereich
E. purpurea, Extrakt aus frischem oder getrocknetem Kraut oder frischer bzw. getrockneter Wurzel; **Synonyme:** Roter Sonnenhut, Purpursonnenhut, Purpurfarbene Kegelblume, Rudbeckia purpurea	innere Anwendung	Tabletten	Dr. Dünner Erkältungstabletten, Salushaus (M) Echiherb Tabletten, Duopharm (M) Esberitox® mono Tabletten, Schaper & Brümmer (M)	Erkältungen, chronische Atemweginfekte chronische Atem- und Harnweginfekte chronische Atemweginfekte
		Tee	Echinacin® Madaus Instant-Tee, Madaus (M) Gerner Lymphaticum neu Tee, Gernerpharma (K)	chronische Atemweginfekte allg. Abwehrsteigerung
		Tropfen	Echiherb Tropfen, Duopharm (M) Salus® Echinacea Tropfen, Salushaus (M) Wurzelsepp Echinacea-Tropfen, Alpenländ. Kräuterhaus (M) Hevertox Tropfen, Hevert (K mit Homöopathika)	chronische Atemweg- und Harnweginfekte allg. Abwehrsteigerung, Infektvorbeugung allg. Abwehrsteigerung Abwehrsteigerung bei Infektionskrankheiten und eitrigen Prozessen, chronische Atemweginfekte, Antibiotika-Resistenz, Leukopenie bei Chemotherapie, Infektvorbeugung

Pflanze/Synonyme	Anwendungs-form	Darreichungs-formen	Handelsnamen (Beispiele)	Einsatzbereich
E. purpurea, Extrakt aus frischem oder getrocknetem Kraut oder frischer bzw. getrockneter Wurzel; *Synonyme:* Roter Sonnenhut, Purpursonnenhut, Purpurfarbene Kegelblume, Rudbeckia purpurea	innere Anwendung	Tropfen	Hewenephron duo Tropfen, Hevert (K mit Goldrute)	Reizblase, Blasenentzündung, Nierensteine, -grieß, Gicht, chron. rheumatische Beschwerden, Streß mit Schmerzen in der Nierengegend
		Zäpfchen (Suppositorien)	Esberitox® N Zäpfchen, Schaper & Brümmer (K)	begleitend bei Antibiotikabehandlung, Abwehrschwäche, Leukopenien nach Strahlen- und Zytostatikatherapie
	äußere Anwendung	Zahnpasta	Parodontax® Zahnpaste, Blockdrug (K)	Zahn- und Zahnfleischpflege, Parodontosevorbeugung
		Badezusatz	Bagnisan® med. Heilbad, Klemenz (K)	beginnende Erkältung
		Lippenstift	Echinacin® Madaus Lipstick, Madaus (M mit Lichtschutzfaktor)	spröde, aufgesprungene, entzündete Lippen
		Liquidum/ Preßsaft	alle daraus bestehenden Präparate, für Einreibungen, Packungen, Umschläge	schlecht heilende Wunden, Entzündungen, Geschwüre, Gelenkrheuma
		Salbe	Echinacin® Madaus Salbe, Madaus (M)	schlecht heilende oberflächliche Wunden

Pflanze/Synonyme	Anwendungs-form	Darreichungs-formen	Handelsnamen (Beispiele)	Einsatzbereich
E. purpurea, Extrakt aus frischem oder getrocknetem Kraut oder frischer bzw. getrockneter Wurzel; Synonyme: Roter Sonnenhut, Purpursonnenhut, Purpurfarbene Kegelblume, Rudbeckia purpurea	äußere Anwendung	Salbe	Penaten-medical-Wund- und Heilsalbe, Woelm Pharma (M) Hewekzem novo Heilsalbe, Hevert (K mit Homöopathika)	schlecht heilende oberflächliche Wunden Ekzeme, Pilzbefall, Akne, Furunkel, Schuppenflechte, chronische Hautleiden Hautunreinheiten, Akne
		Seife	Reine Echinacea-Pflanzenöl-Seife, Dr. Theiss (M)	
	Injektion (parenterale Anwendung)	Ampullen/Injektionslösung	Esberitox® N Injektionslösung, Schaper & Brümmer (K)	chronische Atemweginfekte, Begleittherapie bei Antibiotikaeinnahme, bakterielle Hautinfektionen, Lippenherpes, Abwehrschwäche, Leukopenien nach Strahlen- und Zytostatikatherapie

Pflanze/Synonyme	Anwendungs- form	Darreichungs- formen	Handelsnamen (Beispiele)	Einsatzbereich
E. pallida, frische oder getrocknete Wurzel, frisches oder getrocknetes, zur Blütezeit geerntetes Kraut mit Blüte; *Synonyme:* Blaßfarbener Sonnenhut, Blaßfarbene Kegelblume	innere Anwendung	Tabletten	Echinacea-ratiopharm®Tabletten, Ratiopharm (M) Lymphozil®K/-forte E Tabletten, Redel (K mit Homöopathika)	grippeartige Infekte Infektanfälligkeit wegen Abwehrschwäche, chronische Atemwegsleiden, chronische und entzündl. Haut- und Schleimhauterkrankungen
				allg. Abwehrsteigerung
		Tropfen	Pascotox®Tabletten, Pascoe (K mit Homöopathika) Echinacea-ratiopharm®Tropfen, Ratiopharm (M) Sirmia® Echinacea Alterstonikum, Niedermeier (K)	grippeartige Infekte allg. Abwehrsteigerung

Homöopathische Darreichungsformen

Homöopathisch ausgerichtete Apotheken halten Echinacea-Präparate in Form alkoholhaltiger Tropfen (meist bis etwa zur Potenz D8), als größere oder kleinere Globuli (Rohrzuckerkügelchen, auf die der potenzierte Wirkstoff aufgetropft wurde), als Tabletten und als Salben vorrätig. Sie können jedoch auf besondere Anforderung auch in jeder anderen gewünschten Form, etwa als rasch in etwas Wasser auflösbares Granulat, sowie in jeder gewünschten Potenz bei den Herstellerfirmen von Homöopathika bestellt werden. Für alle Darreichungsformen gilt: nach der Einnahme nicht sofort herunterschlucken, sondern auf oder unter der Zunge zergehen lassen, auch Tropfen noch etwas im Mund behalten! Unmittelbar vorher nichts Scharfes oder Süßes essen und keine Zahnpasta in den Mund nehmen: Starke Aromen können die Arzneimittelwirkung abblocken.

In Tabelle 5 nenne ich Ihnen eine Auswahl homöopathischer Sonnenhut-Präparate und ihre Darreichungsformen. Sie vermissen darin vielleicht die in Tabelle 4 vorhandene Rubrik »Einsatzbereiche«. Genau hierin zeigt sich jedoch ein wesentlicher Unterschied zur Allopathie: Echinacea ist immer dann angezeigt, wenn Ihre Krankheitssymptome und das Arzneimittelbild des Sonnenhuts (siehe Kapitel 5) einander sehr stark ähneln; auf die schulmedizinische Diagnose kommt es dabei weniger an als auf Hahnemanns Ähnlichkeitsregel »Ähnliches möge mit Ähnlichem geheilt werden«.

Für alle Monopräparate sowie auch für homöopathisch zubereitete Kombinations-Fertigpräparate, die Hahnemanns strengen Regeln nicht entsprechen, werden dennoch Einsatzgebiete wie »allgemeine Abwehrschwäche«, »bei chronischen und rezidivierenden (= immer wieder auftretenden) Infekten«, etwa der Atemwege und der ableitenden Harnwege, angegeben. Sie unterscheiden sich in diesem Punkt also nicht von den in Tabelle 4 genannten Allopathika. Um Wiederholungen zu vermeiden, verzichte ich in Tabelle 5 auf die Nennung dieser allgemeinen Indikationen. Besondere Einsatzbereiche des homöopathisch aufbereiteten Sonnenhuts finden Sie in Kapitel 5.

Bei der homöopathischen Zubereitung – wie auch bei manchen allopathischen Echinacea-Präparaten – wird nicht immer streng zwischen *E. angustifolia* und *E. pallida* unterschieden, und manche Hersteller geben (unkorrekterweise) überhaupt nicht an, welcher Sonnenhut ihrem Präparat zugrunde liegt, sondern sprechen nur von »Echinacea«. In der Tabelle kann daher zwischen den einzelnen Ursubstanzen nicht unterschieden werden.

Homöopathika sind im Vergleich zu Allopathika, auch Mitteln der Pflanzenheilkunde, häufig ziemlich preiswert. Dennoch gibt es auch hier von Hersteller zu Hersteller Preisunterschiede, nach denen es sich bei vergleichbaren Präparaten durchaus zu fragen lohnt.

Tabelle 5: Homöopathische Echinacea-Präparate (Auswahl)

Abkürzungen: Ø = Urtinktur (Monopräparat), K = Kombinationspräparat, Ø + K = Urtinktur(en) plus weitere Substanzen in homöopathischen Potenzierungen

Anwendungsform	Darreichungsformen	Präparate (Auswahl)
innere Anwendung	Dragees	Contramutan® D Dragees, Nattermann (Ø + K)
	Liquidum/ Saft	Contramutan® N Saft, Nattermann (Ø + K)
		E. A. P. 61, Hanosan (Ø + K)
	Lutschtabletten	Angi-Truw® Lutschtabletten, Truw (Ø + K)
	Tabletten	Cefasept® Tabletten, Cefak (Ø)
		Ortitruw® Tabletten, Truw (Ø)
		Cinnabaris Pentarkan® S Tabletten, DHU (K)
		Hepar sulfuris Pentarkan® Tabletten, DHU (K)
		Hevertotox Erkältungstabletten, Hevert (K)
		Influex® Tabletten, Steigerwald (K)
		Sinusitis-Hevert® N Tabletten, Hevert (K)
		Traumeel S Tabletten, Heel (K)

Anwendungsform	Darreichungsformen	Präparate (Auswahl)
innere Anwendung	Tropfen	Echinacea angustifolia monoplant® Tropfen, Weber & Weber (Ø)
		Echinacea purpurea monoplant® Tropfen, Weber & Weber (Ø)
		Echinacea angustifolia Schuck Tropfen, Schuck (Ø)
		Echinacea Urtinktur-Hevert®, Hevert (Ø)
		Echinacin® Infekt Tropfen, Madaus (Ø)
		Ortitruw® Tropfen, Truw (Ø)
		Biopyr® Tropfen, Madaus (Ø + K)
		Echinacea Pentarkan® S Lösung, DHU (Ø + K)
		Sabal Pentarkan® S, DHU (Ø + K)
		Cefasept® Tropfen, Cefak (Ø + K)
		Contramutan® N Tropfen, Nattermann (Ø + K)
		Hewetraumen® Tropfen, Hevert (K)
		Mato-Erkältungstropfen, Hevert (Ø + K)
		Original-Tinktur Truw®, Truw (Ø + K)
		Schwörotox® Tropfen, Schwörer (Ø + K)
		toxi-loges Tropfen, Loges (Ø + K)
	Zäpfchen (Suppositorien)	Contramutan® N Zäpfchen, Nattermann (Ø + K)
äußere Anwendung	Augentropfen	Echinixin Augentropfen, Resana (K)
	Liquidum zum Einreiben	alle homöopath. Säfte und Tropfen (auch Urtinkturen) für Einreibungen, Packungen, Umschläge
	Salbe	Ortitruw® Salbe, Truw (Ø)
		Echinacea Rö-Plex (Röwo 849), Pharmakon (Ø + K)
		Pesendorfer Salbe®, Iso Arzneimittel, (K)
		Traumeel S Salbe, Heel (K) Wund-Heilsalbe, Resana (Ø + K)
Injektion (parenterale Anwendung)	Ampullen/ Injektionslösung	Cefasept® Injektionslösung, Cefak (Ø + K)
		Echinacea compositum forte Ampullen, Heel (K)
		Hanotoxin N Ampullen, Hanosan (Ø + K)
		Lymphaden injekt-Hevert®, Hevert (K)
		Naranotox Injektionslösung, Pflüger (K)
		Schwörotox® Injektionslösung, Schwörer (K)
		toxi-L 90 N Injektionslösung, Loges (K)

Eine homöopathische Echinacea-Urtinktur können Sie auch ohne Absprache mit einer Homöopathie-Fachkraft in Ihre Hausapotheke aufnehmen: zur Wundbehandlung, für Packungen und Umschläge, oder mit etwas Wasser verdünnt zum Gurgeln, Mundspülen, Einreiben. Kombinationspräparate können Sie selbst kaufen oder sich ärztlich verordnen lassen. Ein hochpotenziertes Sonnenhut-Homöopathikum sollten Sie jedoch nur nach gründlicher homöopathischer Diagnose und Beratung einnehmen und nur für sich persönlich (oder die Person Ihres Haushalts, für die es bestimmt ist) in Ihrer Hausapotheke aufbewahren.

Tips zur Lagerung

Grundsätzlich sollten alle Arzneien stets in ihren Originalverpackungen aufgehoben werden. Denn erstens stehen auf dem Etikett der Flasche, Tube, Dose usw. nicht immer genau so viele Informationen wie auf der Verpackung, und zweitens steckt in der äußeren Hülle noch der wichtige Beipackzettel, der alle Anweisungen des Herstellers zu Anwendungsbereichen, Dosierung, Risiken, Gegenanzeigen sowie Informationen zu allen Inhaltsstoffen der Arznei enthält.

Stets müssen alle Arzneien an einem möglichst kühlen, vor Sonnenlicht, Heizungs- oder Küchenherd-Wärme geschützten Platz aufgehoben werden: Wärme und Licht können ihre Verfallszeit erheblich verkürzen, unter Umständen auch die Inhaltsstoffe – zum Beispiel Vitamine – zersetzen und damit unwirksam machen. Das gilt auch für Sonnenhut-Präparate jeder Art. Tabletten, Dragees, Pulver und andere feste Darreichungsformen sind zudem feuchtigkeitsempfindlich.

Küche oder Badezimmer sind demnach oft nicht die besten Aufbewahrungsorte für Ihre Hausapotheke, es sei denn, Sie haben ein sehr dicht schließendes Schränkchen und einen kühlen

Platz dafür zur Verfügung. Besser aufgehoben ist sie oft im ungeheizten Flur, im trockenen Keller, im wärmegedämmten Speicher oder einem anderen relativ dunklen, selten geheizten Raum.

Sollten Sie Kinder haben oder Kinder bei Ihnen öfter ein und aus gehen, sorgen Sie unbedingt dafür, daß Ihre Hausapotheke kindersicher abschließbar ist. Kinder lieben die kleinen, bunten »Bonbons« und interessant riechenden und schmeckenden Flüssigkeiten – und können sich beim Durchprobieren in Nullkommanichts eine böse Vergiftung zuziehen, manchmal sogar mit tödlichen Folgen. Das trifft zwar nicht auf den Sonnenhut zu (er ist in keiner Darreichungsform toxisch), aber für eine Alkoholvergiftung kann ein Fläschchen Echinacea-Tropfen durchaus reichen, und auch gegen Allergien, womöglich mit schlimmen Folgen (siehe ab S. 175), sind Kinder nicht gefeit.

Für den Fall, daß trotz aller Vorsicht einmal etwas passiert: Kleben Sie an die Innenseite des Hausapotheken-Schränkchens einen Zettel mit den Notfall-Rufnummern und, falls vorhanden, auch der nächsten Vergiftungszentrale.

Nicht angebrochene Echinacea-Präparate auf alkoholischer Basis halten sich meist mindestens bis zu einem Jahr über das Verfallsdatum hinaus – je mehr Alkohol sie enthalten, um so eher. Angebrochene Fläschchen und Präparate auf Feststoff- oder Salbengrundlage sollten auf keinen Fall über das Verfallsdatum hinaus weiterverwendet werden. Das gilt auch für homöopathische Präparate, etwa Globuli, Säfte, Tropfen und Ampullen. Sollte dieses wichtige Datum nur auf der Originalverpackung stehen, vermerken Sie es, falls Sie diese nicht aufheben, auch auf dem Beipackzettel oder noch besser auf dem Etikett des Präparats.

Echinacea in der Reiseapotheke

Auch Ihre Reiseapotheke kann der Sonnenhut bereichern. Für oberflächliche Wunden, Risse, Kratzer, Stiche usw. ist eine Echinacea-Heilsalbe empfehlenswert, zur Infektabwehr und Steigerung der Immunkräfte – wichtig vor allem in Gegenden, in denen es an der Hygiene hapert oder Sie mit unverträglichen Magen-Darm-Bakterien und Reisediarrhö (»Montezumas Rache«) rechnen müssen – ein oral einzunehmendes Präparat. Wollen Sie keine zerbrechlichen Preßsaft-Fläschchen mitnehmen, können Sie auf Dragees oder Tabletten mit der gleichen Wirkung ausweichen. Für Umschläge, Packungen, Spülungen usw. können Sie Tabletten zu Pulver zerreiben und in etwas (abgekochtem!) Wasser auflösen; sie erfüllen dann ungefähr den gleichen Zweck.

Auf Reisen, vor allem in unwirtlichen Gegenden der Welt, haben Sie natürlich keine Möglichkeit, vor der Anwendung erst einmal Rücksprache mit einem Arzt oder einer Ärztin zu halten. Aber das gilt schließlich für alles, was Sie fernab der »Zivilisation« therapeutisch für sich tun müssen, sollte die Not es gebieten. Ein Fläschchen Echinacea-Preßsaft, ein Päckchen Echinacea-Tabletten im Rucksack kann unter Umständen (auch) darüber entscheiden, wie gesund oder krank Sie von einer Expedition zurückkehren, wie Sie einen Schlangenbiß überstehen, mit einer eitrigen Wunde, einem Herpes-Ausbruch oder einer Mandelentzündung zurechtkommen. Fügen Sie der Packung einen Zettel mit Anwendungshinweisen bei, die auf Reisen für Sie interessant sein können. Sie finden sie im folgenden Kapitel.

Bücher zum Weiterlesen:

Lessell, Dr. Colin B.: Homöopathisches Reisehandbuch. Droemer-Knaur Verlag, München 1994.

Panos, Dr. med. M. B./Heimlich, Jane: Homöopathische Hausapotheke. Wilhelm Heyne Verlag, 18. Aufl., München 1996.

Wenzel, Dr. med. Petra: Hausapotheke. Verlag Gräfe und Unzer, München 1996.

7. Selbsthilfe mit dem Sonnenhut
Wie Sie Echinacea nutzen können

Indianische Völker, eklektische Ärzte, homöopathisch und phytotherapeutisch arbeitende Fachleute – sie alle haben im Lauf der Zeit ihre eigenen Heilindikationen für den Sonnenhut entwickelt. In der folgenden Liste gebe ich Ihnen zunächst einen Überblick über alle Anwendungsgebiete (Indikationen), bei denen sich der Sonnenhut bereits als hilfreich erwiesen hat: in klinischen Tests wie auch in der Erfahrungsheilkunde (zu Einzelheiten siehe Kapitel 4). Damit haben Sie eine rasche Orientierungshilfe zur Hand, wenn Sie wissen möchten, in welchen Fällen Echinacea die Heilung unterstützen kann oder eventuell als Alternative bzw. Zusatzmittel zu schulmedizinischen Behandlungen in Frage kommt.

Die Liste deckt sich weitestgehend mit den Anwendungsgebieten homöopathischer Echinacea-Präparate; diese werden daher nicht eigens genannt. Informationen zur homöopathischen Mittel-Wahl finden Sie in Kapitel 5.

Hinweis: Lesen Sie bitte vor jeglicher Echinacea-Anwendung zuerst die Ausführungen über mögliche Risiken und Gegenanzeigen in Kapitel 8 (ab S. 168) und richten Sie sich unbedingt danach!

Tabelle 6: Hier kann Echinacea nützlich sein

Abszesse	Allergien	Antibiotika-Resistenz
Abwehrstärkung	Antibiotika-Ersatz-	Antibiotika-Begleit-
Akne	therapie	therapie

Blasenentzündung
Blasensucht
 (Pemphigus vulgaris)
Brustdrüsenent-
 zündung
Durchblutungs-
 störung der Haut
 (Sudeck-Syndrom)
Ekzeme
Erfrierungen
Erkältungskrankhei-
 ten
Fisteln, eiternde
 Furunkel
Gastritis, chronische
Grippe, Echte
 (Virusinfluenza)
grippale Infekte
Gürtelrose
Hämorrhoiden
Harnweginfekte
Hautausschlag
 (u. a. Neurodermitis)
Hautflächenentzün-
 dungen, eitrige
 (Phlegmone)
Hautjucken, -rötung
 (Erythrodermie)
Herpes-simplex-
 Infektion
Infektvorbeugung

Keuchhusten
Leukozyten-Provoka-
 tionstest nach Strah-
 lentherapie
Krebsgeschwulst-
 Begleittherapie
Leukozytenmangel
 (nach Strahlen-/
 Zytostatikabehand-
 lung)
Lippen, aufgesprun-
 gene
Lippenherpes
Magengeschwüre
Mandelentzündung
Mittelohrentzündung
Mundhöhlenent-
 zündungen
Nebenhöhlenent-
 zündung (Sinusitis)
Nebenhodenent-
 zündung
Nierenentzündung
 (chronische, nicht-
 bakterielle)
Operationswunden
Pilzinfektion
 (z. B. Candida in
 Mund, Scheide)
Prostataentzündung
Rekonvaleszenz

Schuppenflechte
 (Psoriasis)
Rheumatische Erkran-
 kungen (Weichteil-
 rheuma, Arthritis,
 chronische Polyar-
 thritis)
Schlangenbisse
Schwitzkur (auch zur
 Fiebersteigerung)
Strahlungsschäden
Tuberkulose (siehe
 S. 186)
Unterleibsentzündung
 der Frau (unspezifi-
 sche Endometritis/
 Parametritis)
Urinier-Probleme
Venengeschwüre
Verätzungen
Verbrennungen
Wochenbettinfektion
Wunden, schlecht
 heilende
Wundliegen
Zahnfleischschwund
Zahnfleischentzündung
Zahn-/Kieferoperation
Zytostatika-Begleit-
 therapie

In der vorstehenden Liste sind eine Reihe von Erkrankungen genannt, bei denen eine Echinacea-Therapie nur unter ärztlicher Kontrolle durchgeführt werden darf; diese Erkrankungen finden Sie *nicht* im folgenden Selbsthilfeteil. Hierbei sollten Sie also lieber nicht auf eigene Faust handeln – es sei denn, Ihr Arzt oder Ihre Ärztin hat Ihnen bei der gleichen Erkrankung früher schon einmal erfolgreich ein Sonnenhut-Präparat verordnet, das Ihnen sehr gut bekommen ist. Dann dürfte auch bei einem Rückfall nichts gegen diese Selbsthilfe sprechen. Sicherheitshalber fragen Sie jedoch am besten noch einmal nach.

In manchen Fällen kann sich eine Injektionskur mit Echinacea-Ampullen empfehlen. Diese parenterale Anwendung muß auf jeden Fall einer therapeutischen Fachkraft überlassen bleiben; ganz wichtig ist dabei die Beachtung der besonderen Risiken und Gegenanzeigen (siehe Kapitel 8 ab S. 168). Wie jede andere Kur mit Naturheilmitteln sollten auch Injektionskuren nicht länger als drei Wochen hintereinander durchgeführt werden. Darauf verweisen die Hersteller der Präparate nachdrücklich.

Falls Ihre behandelnde Fachkraft noch gar nicht weiß, daß bei den genannten Erkrankungen auch Echinacea in Frage kommt – zum Beispiel, um Medikamente anderer Art einzusparen –, können Sie sie auf die in diesem Buch genannten Studien dazu aufmerksam machen. Genaue Quellenangaben finden Sie ab S. 204.

Derzeit werden mehrere hundert Echinacea-haltige Produkte in Apotheken und Reformhäusern angeboten. Je nachdem, welche Darreichungsform Sie bevorzugen und in Ihrer Hausapotheke vorrätig halten, variieren Dosierung und Anwendung im Krankheitsfall.

Für **Kinder** bis etwa 50 kg Körpergewicht gelten folgende Regeln: Zu Allergien (z. B. Milchschorf) neigende Säuglinge und

Kleinkinder bis zum dritten Lebensjahr sollten vorsichtshalber nicht mit Echinacea behandelt werden. Im ersten Lebensjahr ist generell auf Echinacea zu verzichten. Ansonsten erhalten (nichtallergische) Kinder ab dem 1. bis zum 3. Lebensjahr dreimal täglich fünf, maximal zehn Tropfen Echinacea in die Tee- oder Milchflasche. Kinder zwischen drei und vierzehn Jahren erhalten die Hälfte der genannten Dosis für Erwachsene, sollten aber keine hochprozentigen Echinacea-Präparate einnehmen.

Bei Erkrankungen des Mundraums werden Mundspülungen mit Echinacea empfohlen (siehe S. 156). Sollten sie nicht praktikabel sein, können Sie dem Kind den Mund oder die Gaumenwunde auch mit einer zur Hälfte mit abgekochtem Wasser verdünnten Echinacea-Tinktur auspinseln. – Säuglinge bis zum Ende des 1. Lebensjahrs nicht mit Echinacea-Salben behandeln, im 2. und 3. Jahr nur sehr dünn auftragen (zarte Babyhaut nimmt aufgetragene Wirksubstanzen in höherer Konzentration und rascher auf). Die Echinacea-Dosierungen bei äußerlicher Anwendung unterscheiden sich ab dem 4. Lebensjahr nicht von denen Erwachsener. In seltenen Fällen können Brennen, Jucken oder andere Unverträglichkeitserscheinungen auftreten (siehe hierzu Kapitel 8). Dann sollten Sie die Echinacea-Behandlung abbrechen.

Die Homöopathie kann Ihnen in vielen Fällen (zusätzlich) nutzen. Bei Neigung zu Allergien beispielsweise ist es ratsam, die Hilfe einer erfahrenen Homöopathie-Fachkraft zu suchen. Es gibt homöopathische Desensibilisierungsmittel, die Ihnen sehr wahrscheinlich besser bekommen als entsprechende schulmedizinische Präparate, und auch bei akuten Allergien stehen individuell für Sie auszuwählende Homöopathika zur Verfügung. Empfehlenswert ist dieser Versuch vor allem dann, wenn Sie bereits unter den Nebenwirkungen schulmedizinischer Antiallergika (vor allem Cortison, das auf Dauer die Nebennierenrinden angreift) leiden oder sie Ihnen nicht mehr ausreichend helfen.

Allerdings braucht die homöopathische Behandlung oft etwas mehr Geduld.

Auch chronische Infektneigungen und andere chronische, aber auch akute Erkrankungen sind oft sehr gut mit einer gründlichen homöopathischen Therapie zu kurieren. Fragen Sie Ihre Homöopathie-Fachkraft danach. Möglicherweise ist Echinacea sogar Ihr individuelles Konstitutionsmittel – also dasjenige, das genau auf Ihre Gesamtpersönlichkeit zugeschnitten ist. (Das Arzneimittelbild von Echinacea finden Sie in der Tabelle ab S. 94. Kommen Ihnen viele der aufgeführten Symptome nur allzu bekannt vor? Dann sind Sie möglicherweise ein »Echinacea-Typ«.)

Da Homöopathika in aller Regel nicht je nach Krankheit (= schulmedizinischer Diagnose), sondern je nach dem gesamten Symptombild des einzelnen Menschen ausgewählt und verordnet werden, weise ich unter den einzelnen Abschnitten nicht mehr gesondert auf die Möglichkeit einer homöopathischen Fach- oder Selbstbehandlung hin. Sie sollten sie aber stets mitbedenken.

Abwehrkräfte-Aufbau und Infektvorbeugung

Die Infektprophylaxe, vor allem in der kalten Jahreszeit, ist in unseren Breiten eines der wichtigsten Anwendungsgebiete des Sonnenhuts. Sie empfiehlt sich immer dann, wenn verstärkte Erkältungsgefahr besteht: etwa bei Arbeit in zugigen oder klimatisierten Räumen (eine Klimaanlage kann eine wahre Bakterienschleuder sein) oder bei großem Publikumsverkehr, aber auch in der Rekonvaleszenz nach einer schwächenden Krankheit oder nach sonstigem großen Streß, wenn die Abwehrkräfte sich erst erholen müssen. Auf Reisen besteht die erhöhte Gefahr, sich mit ungewohnten Magen-Darm-Bakterien zu infizieren; bei einem Krankenhausaufenthalt muß man mit Infektionen durch Hospitalkeime rechnen. Sollten Sie also eine Fernreise oder einen Klinikaufenthalt (eine Operation) planen, kann es nicht schaden, wenn Sie Ihr Immunsystem vorab mit einer Echinacea-Kur stärken.

Dosierung und Anwendung
(soweit nicht anders verordnet)

Echinacea-Tropfen: Dreimal täglich 20 bis 50 Tropfen nach dem Essen mit etwas Flüssigkeit einnehmen.

Echinacea-Tabletten: Täglich ein bis zwei Tabletten mit reichlich Flüssigkeit einnehmen.

Echinacea-Preßsaft: Dreimal täglich einen Eßlöffel (30 bis 40 Tropfen) nach dem Essen einnehmen.

Echinacea-Lutschtabletten: Zwei- bis dreimal täglich eine Pastille lutschen (nicht im Ganzen schlucken) bzw. langsam im Mund zergehen lassen, nicht kauen.

Die Vorbeugungskur, jeweils nur mit einer der genannten Darreichungsformen, sollte nicht länger als drei Wochen hintereinander durchgeführt werden; dann drei Wochen Pause machen, erst danach bei Bedarf die Kur wiederholen. Auf keinen Fall jemals die maximale (aber nicht optimale!) Anwendungszeit von acht Wochen hintereinander überschreiten.

TIP:
Echinacea allein kann nicht viel bewirken, wenn Sie Ihre Abwehrkräfte kontinuierlich überfordern. Suchen Sie sich eine Sportart, die Ihnen gut gefällt, und üben Sie sie regelmäßig (mindestens zweimal die Woche) aus; gehen Sie häufig an frischer Luft spazieren. Ernähren Sie sich vitamin- und mineralstoffreich, dabei fett- und fleischarm (Tips zur gesunden Ernährung geben Ihnen zahlreiche Kochbücher sowie mein Buch ›Naturheilkunde‹, siehe S. 167).

Nehmen Sie sich täglich eine halbe Stunde Zeit, Streß gezielt abzubauen: beispielsweise durch Yoga, Meditation, Tanzen, Musikhören oder -machen, Sport, Autogenes Training. Reduzieren Sie Ihren Alkoholkonsum auf maximal zwei Gläser Wein oder Bier täglich (am besten fünf ganz alkoholfreie Tage die Woche), den Zigarettenkonsum optimal auf Null, maximal auf fünf Genuß-Zigaretten am Tag. Entwickeln Sie ein Schlafritual, das Ihnen beim Einschlafen hilft, und setzen Sie Schlaftabletten ausschleichend ab (täglich die Dosis reduzieren): Sie sind oft schuld an schlechtem Schlaf! Baldrian, Lavendel und Melisse sind gute pflanzliche Beruhigungs- und Schlafhilfen. Leben Sie außerdem möglichst mit Ihren und nicht gegen Ihre biologischen Rhythmen.

Allergien

Bei Menschen, die allgemein gegen Korbblütler oder speziell den Sonnenhut allergisch sind, können Echinacea-Präparate allergische Erscheinungen hervorrufen, vor allem, wenn sie als Injektion verabreicht werden (siehe hierzu Kapitel 8 ab S. 179). Wenn jedoch sicher feststeht, daß jemand gegen alles mögliche, aber nicht gegen Korbblütler allergisch ist, kann der Sonnenhut sowohl vorbeugend als auch bei akuten Allergien eine wirksame Hilfe darstellen.

Vorbeugung. Viele Menschen haben den Pollenflug-Kalender sozusagen im Blut und wissen ganz genau, in welchen Monaten ihnen das größte Leid droht und sie wieder einmal mit tränenden Augen, Heuschnupfen, Asthmaanfällen, allergischer Bronchitis oder Hautausschlägen herumlaborieren werden. Das gleiche gilt für Menschen, die den Winter fürchten, weil sie dann verstärkt mit Hausstaubmilben in Kontakt kommen. Kennzeichnen Sie diese Risiko-Monate in Ihrem Kalender und vermerken Sie vier Wochen zuvor ein Datum, an dem Sie mit der Stärkung Ihrer Abwehrkräfte beginnen. Machen Sie dann eine dreiwöchige Dauertherapie mit Echinacea, wie auf S. 143 beschrieben. Sie sind anschließend sehr viel besser gewappnet, wenn der Pollenflug einsetzt, und kommen mit hoher Wahrscheinlichkeit weitaus glimpflicher davon, so daß Sie eventuell sogar auf Ihre üblichen Medikamente – vor allem Cortison – verzichten oder die Dosen erheblich reduzieren können.

Bei akuter allergischer Reaktion können Sie eine Stoßtherapie mit Echinacea machen (siehe dazu S. 140); sie hilft den Geweben, abzuschwellen, lindert Schmerzen und Juckreiz und macht die Atemwege wieder frei. Bei allergischem, gar entzündlichem Hautausschlag lesen Sie bitte die ab S. 149 beschriebenen Tips zur Selbsthilfe.

Manchmal juckt die Haut überall aus ungeklärten – wahrscheinlich psychischen – Gründen, rötet sich stark, brennt und ist sehr empfindlich. Medizinisch wird so etwas Erythrodermie genannt. Sie kann leicht mit einer Allergie verwechselt werden; die üblichen Allergie-Hauttests bringen in so einem Fall jedoch keine Ergebnisse. Unter ärztlicher Kontrolle können Sie es auch bei dieser Erkrankung mit einer Echinacea-Behandlung versuchen.

TIP:

Bei akuter allergisch bedingter Atemnot sollten Sie sofort den Notarzt rufen! In der Zwischenzeit kann Ihnen die Heilpflanze Ephedra sinica (Meerträubchen) den Anfall überwinden helfen, denn sie enthält natürliches, krampflösendes, die Atemwege erweiterndes Ephedrin. Nehmen Sie zwei Teelöffel der Tinktur oder den Inhalt zweier Pipetten ein (Kinder die Hälfte). Falls Sie öfter zu solchen Atemnot-Anfällen neigen, sollten Sie Präparate auch dieser Heilpflanze in Ihrer Hausapotheke vorrätig halten.

Antibiotika-Begleittherapie

Bei heftigen, vor allem lebensbedrohlichen **bakteriellen Infektionen** sind Antibiotika oft unumgänglich. Sie müssen jedoch möglichst sorgsam und genau zum Erregertyp passend ausgewählt werden (immer in der Hoffnung, daß dieser nicht schon dagegen resistent ist). Gegen alleinigen Virusbefall nützen Antibiotika überhaupt nichts, werden aber in solchen Fällen trotzdem oft verschrieben, damit sich in dem durch Viren vorgeschädigten Gewebe nicht etwa eine bakterielle »Superinfektion« breitmachen kann. Dieses prophylaktische Vorgehen wird jedoch von vielen Wissenschaftlern kritisiert, denn es ist nicht selten unnötig und ebnet auf jeden Fall Resistenzentwicklungen den Weg.

Sogenannte Breitband-Antibiotika sollten Sie sich so selten wie möglich verschreiben lassen; das Risiko, daß die Bakterien gegen diese *und alle ähnlichen* Mittel Resistenzen bzw. Kreuzresistenzen entwickeln und die Medikamente Ihnen dann im nächsten Krankheitsfall einfach nicht mehr helfen können, ist tatsächlich sehr groß. Vorsicht ist auch bei sogenannten vorbeugenden Antibiotika-Gaben – etwa vor einer Operation – angebracht: Die Frage, ob sie wirklich (nur) nützen, ist durchaus offen.

Antibiotika müssen stets so lange und in genau der Dosierung eingenommen werden, die Ihnen ärztlich verordnet wurde. Brechen Sie die Behandlung zu früh ab (etwa, wenn Ihre Symptome nachlassen) oder nehmen Sie zu kleine Dosen davon ein, werden die Erreger nur lahmgelegt, aber nicht abgetötet.

Da Antibiotika, wie ihr Name schon sagt, »gegen das Leben« wirken, richten sie auch unter den nützlichen Bakterien, von denen unser Körper besiedelt ist, großen Schaden an. Darmprobleme und aufflammende Pilzinfektionen an Haut und Schleimhäuten sind während und nach Antibiotika-Therapien die Regel. Genau hier setzt die hilfreiche Wirkung einer Begleittherapie mit dem Sonnenhut an: Die Heilpflanze unterstützt die entzündungshemmenden, eiteraustreibenden, wundheilenden Effekte der Medikamente, hemmt Bakterien an der Ausbreitung im Gewebe und baut das Immunsystem so auf, daß es sich auch selbst gegen die Eindringlinge zur Wehr setzen kann.

Zu *Dosierung und Anwendung* lesen Sie bitte S. 143 (Dauertherapie bei Erkältungen). Wenn Sie Antibiotika wegen einer **infizierten** Wunde verschrieben bekommen haben, können Sie mit äußerlicher Echinacea-Behandlung den Heilungsprozeß beschleunigen. Lesen Sie dazu bitte ab S. 148.

Grundsätzlich sollte die Echinacea-Begleittherapie etwa sieben bis zehn Tage länger dauern als die Antibiotika-Behandlung. Damit stellen Sie sicher, daß Ihr Immunsystem nach Absetzen der Antibiotika noch die nötigen Impulse zum Wiederaufbau bekommt und eventuell übriggebliebene Krankheitserreger keine Chance haben, sich doch noch im Körper einzunisten und einen Rückfall hervorzurufen.

TIP:

Nehmen Sie während der gesamten Antibiotika-Behandlung und eine Woche darüber hinaus täglich ein bis zwei Becher Biojoghurt mit rechtsdrehender Milchsäure oder Präparate mit Bifido- und Laktobazillen (aus der Apotheke) zu sich. Sie helfen Ihrer Darmflora, sich zu regenerieren.

Antibiotika-Ersatztherapie

Viele Menschen sind gegen Antibiotika – oder zumindest bestimmte Sorten davon – allergisch und dürfen sie auf keinen Fall einnehmen; andere lehnen sie aus grundsätzlichen Erwägungen heraus (siehe oben) kategorisch ab. Wieder andere sind im Lauf ihres Lebens so oft und vielfach unnötigerweise mit Antibiotika behandelt worden, daß diese Mittel ihnen gegen den Ansturm bestimmter, längst resistent gewordener Bakterien nicht mehr helfen können. Und schließlich gibt es Entzündungen, die durch Viren hervorgerufen werden (etwa die schmerzhafte Gürtelrose, siehe S. 153) und bei denen Antibiotika ohnehin nichts nützen. In solchen Fällen kann der Sonnenhut eine gute Alternative sein. Das belegen nicht nur klinische Studien, sondern auch volksheilkundliche und ärztliche Erfahrungen aus Zeiten vor dem Zweiten Weltkrieg, in denen es noch keine Antibiotika gab.

Das Für und Wider einer Antibiotika-Ersatztherapie sollten Sie zunächst mit Ihrer behandelnden Fachkraft besprechen. Steht dem Echinacea-Einsatz nichts im Wege (siehe hierzu auch ab S. 168), gehen Sie am besten folgendermaßen vor:

- Zu Beginn der akuten Infektion machen Sie eine Stoßtherapie, wie auf Seite 140 beschrieben.
- Kann die Entzündung dadurch nicht abgefangen werden, gehen Sie zu einer Dauertherapie über; lesen Sie dazu bitte die Dosierungs- und Anwendungs-Anleitungen auf Seite 143.
- Handelt es sich um infizierte Hautläsionen, Operations- oder Entbindungswunden (Dammriß oder -schnitt), können Sie Echinacea auch als heilsame Packung, Umschlag, Wundsalbe oder Badezusatz benutzen. Die Anleitungen zur Selbsthilfe finden Sie ab S. 149.

Augenentzündungen

Indianische Medizinfrauen und -männer benutzten den Sonnenhut schon zur Behandlung entzündlicher Augenleiden, von der **Lidrandentzündung** übers **Gerstenkorn** bis hin zu **Bindehautentzündungen**. Sie verwendeten dazu einen Brei aus frischen oder getrockneten, zerstampften Echinacea-Wurzeln, den sie auf die Lider packten und etwa eine halbe Stunde lang einwirken ließen.

Im allgemeinen wirkt Echinacea entzündungshemmend und schmerzlindernd. Sollte sich jedoch stärkeres Brennen, Jucken oder heftiger
Tränenfluß einstellen (Überempfindlichkeitsreaktion), entfernen Sie
die Packung besser sofort wieder und waschen die Augenregion unter
fließendem kalten Wasser gründlich aus, oder machen Sie eine Spülung
mit Tee oder einem Kaltauszug der Heilpflanze Euphrasia officinalis
(Augentrost). Auch sie ist bei Augenentzündungen sehr gut geeignet.
Chamomilla (Kamille) hingegen gehört in den Mund, nicht ins Auge, da
sie unter Umständen Bindehautreizungen hervorrufen und alles nur
noch schlimmer machen kann.

Falls Sie *Echinacea purpurea* oder *Echinacea pallida* in Ihrem
Garten ziehen, können Sie es ebenso machen (siehe dazu Kapitel 9). Sie brauchen pro Packung zwei bis drei Wurzeln, je nach
Größe, oder zwei ganze, am besten frische Pflanzen, die Sie erst
kleinschneiden und dann im Mörser zerstoßen, notfalls auch im
Mixer pürieren, und den Brei dann auf ein Mulltuch geben, das
über die geschlossenen Augen gelegt wird. Mindestens zehn Minuten, maximal eine halbe Stunde einwirken lassen; die Packung
nicht öfter als dreimal täglich machen!
Wer zu Fertigpräparaten aus der (Haus-)Apotheke greift, erspart sich die etwas mühselige Zubereitung.

Dosierung und Anwendung
(soweit nicht anders verordnet)

Echinacea-Tropfen oder -Preßsaft: Geben Sie 20-30 Tropfen
oder einen Teelöffel Saft, mit etwas abgekochtem Wasser verdünnt, auf eine Mullbinde, die Sie über die geschlossenen Augen legen. Einwirkungszeit siehe oben.

Echinacea-Tee: Bereiten Sie eine Tasse Tee zu, wie auf der Fertigpackung angegeben, oder brühen Sie aus zwei bis drei getrockneten oder frischen, etwas zerkleinerten Pflanzen einen Absud auf, den Sie anschließend abkühlen lassen. Geben Sie ein Mulltuch in den Tee, drücken Sie es dann leicht aus und legen Sie es über die geschlossenen Augen. Einwirkungszeit siehe oben.

Erkältungskrankheiten

Zu den ersten Anzeichen einer beginnenden **Erkältung** gehören häufiges Niesen, Kopfweh, tränende, schmerzende Augen, laufende Nase, zuschwellender Hals, Gliederreißen, starke Kälte- und Zugempfindlichkeit. In diesem Fall empfiehlt sich eine sofortige

Stoßtherapie mit einem Sonnenhut-Präparat

Echinacea-Tropfen: Im Abstand von einer Stunde jeweils 30–50 Tropfen einnehmen, am besten zusammen mit einer halben Tasse Echinacea-Tee oder einem anderen Erkältungstee. Drei- bis viermal hintereinander; dann den Abstand zwischen den Einnahmen auf sechs bis acht Stunden vergrößern. Bei empfindlichem Magen jeweils erst eine Kleinigkeit essen.

Echinacea-Tabletten: Zwei Tabletten auf einmal mit viel Flüssigkeit (am besten einer großen Tasse Echinacea-Tee oder einem anderen Erkältungstee) einnehmen; maximal dreimal, im Abstand von je zwei Stunden, wiederholen.

Echinacea-Preßsaft: Anfangs vor dem Essen einen großen Eßlöffel voll (40 bis 50 Tropfen) einnehmen, am besten in einer Tasse Echinacea- oder Erkältungstee (bei empfindlichem Magen erst eine Kleinigkeit essen), zwei- bis dreimal im Abstand von einer Stunde wiederholen, anschließend alle ein bis zwei Stunden 20 Tropfen, bis zum Schlafengehen.

Echinacea-Lutschtabletten: Zwei bis drei Pastillen in kurzem Abstand nacheinander lutschen bzw. langsam im Mund zergehen lassen, danach alle zwei Stunden eine Pastille, bis zum Schlafengehen.

Echinacea-Tee: Einen Teelöffel Instant-Teepulver mit kaltem oder heißem, aber nicht kochenden Wasser übergießen, unter Rühren auflösen, nach Bedarf mit Honig oder Süßstoff süßen (kein Zucker, er bringt nur »leere« Kalorien!); oder einen Teebeutel bzw. ein bis zwei Teelöffel getrocknetes Sonnenhut-Kraut bzw. getrocknete, stark zerkleinerte Sonnenhut-Wurzel mit heißem Wasser übergießen, zehn Minuten abgedeckt stehen lassen, abseihen, in kleinen Schlucken trinken; zur Stoßtherapie vier- bis fünfmal am ersten Tag, danach maximal drei Tassen Tee pro Tag.

Echinacea erhöht kurzzeitig die Temperatur und kann schweißtreibend wirken; beides gehört zu den Hauptwirkungen der Heilpflanze. Mit Ihrem Präparat und dem Tee können Sie also auch eine Schwitzkur einleiten. Bei bereits aufgeflammter Erkältung ist es schwierig bis unmöglich, zwischen einer Echinacea-Erstreaktion und den Symptomen des grippalen Infekts zu unterscheiden. Grund zur Beunruhigung besteht nur, falls hohes Fieber auch nach zwei Tagen und trotz ableitender Maßnahmen (etwa feuchtkalten Wadenwickeln) gar nicht sinken will: Es könnte eine **Echte Grippe (Virusinfluenza)** dahinterstecken. Suchen Sie dann ärztlichen Rat.

Eine Stoßtherapie – mit jeweils nur *einer* der genannten Darreichungsformen, evtl. plus Tee – kann nur greifen, wenn Sie damit möglichst sofort beginnen, sobald Sie die ersten Erkältungsanzeichen verspüren. Warten Sie mehr als sechs Stunden ab, und/oder ist die akute Erkältung dann schon voll ausgebrochen (Fieber, Schüttelfrost, schwerer Schnupfen, rauher Hals, krächzende Stimme, allgemeines Unwohlbefinden, so daß Sie nur noch ins Bett möchten), kann der Sonnenhut sie nicht mehr im Keim ersticken, sondern Ihnen allenfalls noch helfen, sie möglichst rasch zu überwinden.

Die Dosis muß, wie Studien zeigten (siehe S. 80), jedoch relativ hoch sein, sonst nützt die Arznei wenig bis gar nichts mehr. Manchmal verschlechtert sich das Befinden sogar eher. Bei verspätetem Einnahmebeginn sollten Sie die nachfolgenden Dosierungs- und Anwendungshinweise zur Basis der Selbsthilfe nehmen (Kinder: siehe ab S. 130) und die Behandlung abbrechen, wenn sich nach 24 Stunden eher eine Verschlechterung zeigt.

Dosierung und Anwendung bei schon ausgebrochener
Erkältung bzw. grippalem Infekt
(soweit nicht anders verordnet)

Echinacea-Tropfen: Vier- bis fünfmal täglich 30–40 Tropfen des Fertigpräparats oder der selbstgemachten Tinktur vor dem Essen (Magenempfindliche: danach), am besten zusammen mit einem Echinacea- oder anderen Erkältungstee.

Echinacea-Tabletten: Täglich drei bis vier Tabletten, jeweils vor den Mahlzeiten mit reichlich Flüssigkeit (Tee).

Echinacea-Lutschtabletten: Drei- bis viermal täglich eine Pastille lutschen bzw. langsam im Mund zergehen lassen, nicht kauen.

Echinacea-Preßsaft: Vier- bis fünfmal täglich einen Eßlöffel voll vor dem Essen (bei Magenempfindlichen: danach) einnehmen.

Echinacea-Tee: Maximal fünf Tassen täglich in kleinen Schlucken trinken.

Zur Behandlungsdauer siehe S. 133 bzw. 144!

Dosierung und Anwendung zur Dauertherapie bei immer wiederkehrenden Infekten der oberen Atemwege (soweit nicht anders verordnet)

Eine gemäßigte Dauertherapie empfiehlt sich, falls Sie sich immer wieder einmal vergrippt fühlen, an Erkältungen bzw. **Infekten der oberen Atemwege** (Schnupfen, Rachenkatarrh, Husten, leichter Bronchitis) leiden. Ihr Abwehrsystem ist dann chronisch geschwächt; es braucht keine »Roßkur«, sondern etwas sanftere Anstöße, um wieder in Schwung zu kommen.

Echinacea-Tropfen: Drei- bis viermal täglich 10–20 Tropfen in etwas Wasser vor (Magenempfindliche: nach) dem Essen einnehmen, etwas im Mund behalten.

Echinacea-Tabletten: Täglich ein bis zwei Tabletten vor den Mahlzeiten mit viel Flüssigkeit einnehmen.

Echinacea-Lutschtabletten: Zweimal täglich eine Pastille im Mund zergehen lassen.

Echinacea-Preßsaft: Zwei- bis dreimal täglich einen Eßlöffel voll, mit Wasser oder Tee verdünnt oder auch unverdünnt, vor dem Essen (Magenempfindliche: danach) einnehmen.

Echinacea-Tee: Täglich zwei bis drei Tassen Tee aus Fertig-präparat oder je zwei bis drei kleingehackten frischen oder ge-trockneten Pflanzen zubereiten, in kleinen Schlucken trinken.

Auch hierbei kann eine Erstreaktion auftreten. – Die Behand-lung (mit *einem* der genannten Mittel, plus Tee) weiterzuführen, wenn der grippale Infekt oder die Erkältung abgeklungen ist, hat keinen Sinn. Höchstens sollte sie drei Wochen dauern, bei immer wiederkehrenden Infekten maximal sechs Wochen, da-nach mindestens zwei Wochen Pause einlegen! Besser ist in chronischen Fällen das Therapieschema drei Wochen Einnahme – drei Wochen Pause – drei Wochen Einnahme, längstens drei Monate lang.

Eine **Echte Grippe (Virusinfluenza)** verläuft oft ziemlich stürmisch. Wenn sich der Allgemeinzustand trotz Selbsthilfe verschlechtert und/oder das Fieber beunruhigend hoch wird, sollten Sie unbedingt einen Arzt oder eine Ärztin hinzuziehen, denn bei dieser Influenza besteht die Gefahr, daß die Erreger auf das Herz übergreifen und es stark schwächen. Grippe-Epide-mien raffen immer wieder zahlreiche Menschen dahin. Auch hier kann Echinacea nützlich sein, sollte aber nur unter ärztli-cher Kontrolle angewendet werden. In aller Regel wird es dann injiziert. Das gleiche gilt für **Keuchhusten (Pertussis)**, bei Kin-dern ebenso wie bei Erwachsenen.

Für den Fall, daß Ihre Hausärztin oder Ihr Hausarzt gerade nicht erreichbar ist, können Sie bis zu ihrem Eintreffen folgen-dermaßen vorgehen: Geben Sie das Mittel in Ihrer Hausapothe-ke zunächst als Stoßtherapie (siehe S. 140), ab dem nächsten Krankheitstag in der höchstmöglichen, auf der Packung ange-gebenen Dosierung für Kinder; handelt es sich um eine erwach-sene Person, die höchstmögliche Dauertherapie-Dosis für Er-wachsene.

Wenn Sie zu **Mandelentzündungen (Tonsillitis)** oder **Ne-benhöhlenentzündungen (Sinusitis)** neigen, empfiehlt sich –

> **TIP:**
> Bei **Keuchhusten** wie auch bei **Diphtherie** hat sich die Eigenurin-Behandlung sehr bewährt. Sie brauchen dazu ein Täßchen vom Mittelstrahlurin der kranken Person (am besten eignet sich der Morgenurin): Erst einen kurzen Schwall Urin laufen lassen – das spült etwaige Bakterien fort –, dann den nächsten Urinschwall in einem Gefäß auffangen, den letzten Rest jedoch nicht mehr. (Macht das zuviel Schwierigkeiten, können Sie auch den gesamten Urin verwenden.) Die Flüssigkeit wird, notfalls mit etwas kaltem Wasser verdünnt, getrunken; läßt sich das nicht bewerkstelligen, können Sie auch nur den Rachen mit dem unverdünnten Urin auspinseln. Ist kein Arzt erreichbar, kann diese Behandlung unter Umständen lebensrettend sein.

in Absprache mit dem behandelnden Arzt oder der Ärztin – das gleiche Vorgehen wie bei akuten Infekten (Stoßtherapie) oder chronischen Infekten (Dauertherapie). Bei Halsweh und entzündeten Mandeln können Sie Echinacea auch zum Gurgeln benutzen.

Gurgellösung: Zehn Tropfen einer Echinacea-Flüssigkeit (Preßsaft oder Tropfen, auch Urtinktur) mit etwas lauwarmem oder kaltem, abgekochtem Wasser vermischen, kräftig damit gurgeln, dann ausspucken. Täglich fünf- bis sechsmal wiederholen.

Antibiotika-Begleittherapie oder -Resistenz: Falls Sie wegen einer Mittelohrentzündung (Otitis), einer Bronchitis, einer Mandel- oder Nebenhöhlenentzündung Antibiotika einnehmen müssen, können Sie Echinacea unterstützend einsetzen. Sollten Sie auf keinen Fall Antibiotika schlucken wollen oder dürfen, etwa wegen einer Allergie gegen diese Mittel, oder sollten Ihre Krankheitserreger bereits gegen diese Medikamente resistent sein, lohnt sich ein alleiniger Versuch mit dem Sonnenhut. Lesen Sie zu all diesen Fällen bitte den entsprechenden Abschnitt auf S. 136 f.

TIP:

Alle fieberhaften Infekte schwächen den Organismus; vor allem die Verdauungsorgane arbeiten »auf Sparflamme« und sollten in dieser Zeit möglichst wenig belastet werden. Viel Flüssigkeit – täglich sieben bis acht Gläser oder Tassen Heiltee, Obstsaft (am besten frisch gepreßt und zur Hälfte mit Wasser verdünnt), Wasser oder Gemüsebrühe – hilft, Krankheitserreger und ihre Stoffwechselprodukte aus dem Körper auszuschwemmen und gleichzeitig den Geweben die nötigen Wasservorräte zuzuleiten. Die Kost sollte leicht und möglichst fettarm sein. Zwieback ist besser als schwerer verdauliches Vollkornbrot, gedünstetes Gemüse mit Reis besser als Brathähnchen. Achten Sie außerdem auf zusätzliche Vitamin-C-Gaben, etwa aus Obst, Frischsäften, Salaten mit einem Spritzer Zitrone oder Vitamin-Brausetabletten. Kranke, die gar nichts essen mögen, sollten Sie nicht zwingen; Fasten schadet nicht, wenn es nicht übertrieben wird. Geben Sie ihnen aber reichlich zu trinken. Achten Sie außerdem darauf, daß das Krankenzimmer zweimal täglich gut gelüftet wird und weder zu kalt (nicht unter 18 °C) noch überwärmt (über 23 °C) ist.

Hohes Fieber, das mehr als ein paar Stunden anhält, können Sie mit kalten, feuchten Wadenwickeln und Stirnpackungen ableiten. Wechseln, sobald sie sich erwärmt haben; das Fieber pro Tag nicht um mehr als 1 °C senken und mit dem Ableiten aufhören, wenn es auf Werte um 38 bis 37,5 °C zurückgegangen ist.

Harnweginfekte

Viele Frauen leiden unter immer wiederkehrenden, schmerzhaften **Blasenentzündungen (Zystitis)** oder einer **Harnröhrenentzündung (Urethritis)**. Meist werden sie dann nur mit Antibiotika behandelt, obwohl oft gar keine ungewöhnliche Menge Bakterien in der Blase festgestellt werden können und/ oder die Erreger längst gegen die – immer wieder, immer öfter – verabreichten Medikamente resistent geworden sind. Manchmal liegt gar keine Entzündung, sondern »nur« eine chronische **Reizblase** vor, deren Symptome (Ziehen, Schmerzen, Harntröpfeln, ständiger Harndrang) sich in Streßzeiten verstärken, vor allem auch bei psychischem Streß.

Männer wie Frauen leiden des öfteren unter **Beschwerden** und Störungen beim **Wasserlassen (Miktionsstörungen).** Bei Männern kann eine **Vergrößerung der Prostata** oder eine **Entzündung der Vorsteherdrüse (Prostatitis,** siehe S. 163) dahinterstecken, wenn der Urinstrahl schwach ist oder das Urinieren Schmerzen bereitet, in selteneren Fällen auch eine Harnröhrenverletzung oder -entzündung. Bei Frauen kann eine **Unterleibsentzündung** (siehe S. 163), eine gesenkte Gebärmutter, die dann auf die Harnblase drückt, oder eine Reizblase zu Brennen, Schmerzen oder unwillkürlichem Harnabgang führen. Die genaue Ursache sollte ärztlich diagnostiziert werden.

Bei den ersten Anzeichen eines wieder aufflammenden Blasenkatarrhs – sei er nun entzündlich bedingt oder nicht – sollten Sie es einmal mit einer *Echinacea-Stoßtherapie* versuchen, wie auf S. 140 beschrieben. Klingen die Beschwerden danach nicht oder nur unzureichend ab, nehmen Sie eine Woche lang ein Echinacea-Präparat als *Dauertherapie* ein (siehe S. 133). Erst wenn sich dann immer noch keine Besserung einstellt, sollten Sie erneut zur Ärztin oder zum Arzt gehen, eventuell auch bei einem guten Urologen die Diagnose überprüfen und sich ein gezielt wirksames Medikament verschreiben lassen. Falls es sich dabei um ein Antibiotikum handelt, lesen Sie bitte den entsprechenden Abschnitt ab S. 136.

TIP:

Ständige Beschwerden der ableitenden Harnwege deuten auf unverarbeitete seelische Traumen oder Streßzustände hin: In der chinesischen Medizin ist die Blase das »Auffangorgan für Angst«. Versuchen Sie herauszubekommen, was Sie beängstigt oder wovor Sie sich unbewußt mit einem schmerzhaften Leiden in dieser Region zu schützen versuchen. Erkenntnis ist oft der erste Schritt zur Besserung. – Körperlich können Sie den Heilungsprozeß unterstützen, wenn Sie den Unterleibsbereich immer gut warmhalten, täglich mindestens anderthalb Liter Flüssigkeit trinken (ein Bier oder Weißbier täglich hilft durch seinen Hopfengehalt beim Ausschwemmen) und es sich niemals »verkneifen«, auf die Toilette zu gehen: In einer vollen Blase gedeihen Krankheitserreger besonders gut.

Schmerzlindernd und beruhigend wirken außerdem *Sitzbäder* mit 2–3 Eßlöffeln Echinacea-Preßsaft oder -Tropfen und/oder einer Tasse Kamillenblüten-Aufguß oder 2 Teebeuteln Kamillentee, die Sie ins nicht zu heiße Wasser geben. Das Sitzbad sollte bis über die Schamhaargrenze reichen. Täglich ein- bis zweimal zehn Minuten, dann gut abtrocknen und warm anziehen oder ins Bett legen.

Hautleiden und Wunden

Schlecht heilende **Wunden,** zum Beispiel bei Zuckerkranken, **Ekzeme, Furunkel, Hämorrhoiden, Venen-** und **Druckgeschwüre (Dekubitus,** bei bettlägerigen Menschen), eiternde **Fisteln,** auch im Mund, entzündliche **Akne,** nervöse **Hautausschläge (Neurodermitis), Operationswunden** – bei all diesen Hautverletzungen und -krankheiten hat sich Echinacea sowohl in der Erfahrungsheilkunde als auch in klinischen Tests gut bewährt. Diese Indikationen gehören daher zu den gebräuchlichsten des Sonnenhuts und eignen sich auch sehr gut für die Selbsthilfe.

Echinacea-Salbe: Mehrmals täglich auf die Wunde oder entzündete, schmerzende, geschwürige Stelle oder den Wund-
verband (Pflaster, Mullpolster) auftragen. Nicht länger als
acht Wochen hintereinander anwenden; besser sind drei Wochen Anwendung, dann eine Woche Pause, und so weiter.

Echinacea-Packung und -Umschlag: Frische Pflanze mit Wurzel (Menge nach Bedarf) zu Brei pürieren oder getrocknetes
Kraut bzw. Wurzel in warmem Wasser einweichen, dann
pürieren und auf ein Mulltuch geben; oder zwei Eßlöffel
Preßsaft oder 50–60 Tropfen in einen Viertelliter abgekochtes,
abgekühltes Wasser geben, darin ein sauberes Baumwoll-
oder Leinentuch einweichen, leicht ausdrücken und als
Packung (zusammengefaltet) oder breitflächigen Umschlag
auf die zu behandelnde Hautregion legen; eventuell mit einem
dicken Baumwollhandtuch abdecken; 15–20 Minuten einwirken lassen, dann ein- bis zweimal erneuern. Maximal sechs
Anwendungen pro Tag; die Kur nicht länger als vier Wochen
– in hartnäckigen Fällen: maximal acht Wochen – hintereinander durchführen. Besser ist, nach drei Wochen Anwendung
jeweils eine Woche zu pausieren.

Echinacea-Tinktur: Wenn Sie kleine Hautwunden oder einzelne Ekzeme oder entzündliche Aknepickel mit einer Echinacea-Tinktur abtupfen wollen, lösen Sie dazu 10–20 Tropfen
oder einen Teelöffel Preßsaft in einem halben Glas abgekochtem Wasser auf. Geben Sie alkoholhaltigen Echinacea-Preßsaft oder -Tropfen nicht direkt und unverdünnt auf die ver-
letzte Haut; der Alkohol darin kann Schmerzen bereiten,
wenn er auch adstringiert (zusammenzieht) und desinfiziert.

Echinacea-Bad: Bei ausgedehnteren Hautleiden, etwa einem
akneübersäten Rücken, einem **allergischen** (und nicht auf
Korbblütler wie Echinacea zurückzuführenden!) **Hautaus-**

schlag am Körper, bei **Blasensucht (Pemphigus vulgaris)**, bei eitrigen, **flächigen Hautentzündungen (Phlegmonen)**, bei einer **Schuppenflechte (Psoriasis)** oder sehr schlecht durchbluteter, schmerzender Haut, vor allem an Armen und Beinen (**Sudeck-Syndrom**), können Ihnen neben den obengenannten Anwendungen auch Teil- oder Vollbäder helfen, denen Sie Echinacea zusetzen. Für ein Vollbad brauchen Sie vier bis fünf Eßlöffel Preßsaft bzw. Tropfen, für ein Teilbad entsprechend weniger. Danach nicht abduschen, sondern im warmen Badezimmer die Haut nur sanft abtupfen, am besten an der Luft trocknen lassen. So bleiben die Wirkstoffe noch am Körper.

TIP:

Die äußere Behandlung kann durch eine innere Echinacea-Therapie ergänzt werden; das baut die Abwehrkräfte insgesamt wieder auf. Zu den Dosierungen und Anwendungsformen siehe unter »Erkältungskrankheiten«, S. 140. Geweberegenerierende Wirkung haben auch Vitamin E, Zinnkraut-Tee (zwei bis drei Tassen täglich), Bierhefe (als Pastillen einzunehmen) sowie Kieselsäure-Pulver, zum Beispiel unter Joghurt gemischt.

Stillende, deren Kinder recht heftig nuckeln oder bereits zahnen, haben oft **wunde Mamillen**; die Streptokokken, mit denen die Brusthaut und auch die Mundhöhle des Säuglings oft (selbst bei bester Hygiene unvermeidlicherweise) besiedelt sind, können auch zu einer **Brustdrüsenentzündung** führen. In beiden Fällen können Sie Ihre Beschwerden mit Echinacea-Umschlägen oder einer Echinacea-Salbe für die Mamillen, wie oben beschrieben, lindern. In aller Regel muß das Stillen dann abgebrochen werden. Sollten Sie nach Abklingen der Entzündung unbedingt weiterstillen wollen, müssen Sie die Muttermilch während der Dauer der Behandlung abpumpen und dem Baby im Fläschchen verabreichen. Achten Sie darauf, Ihre Milch stets vor einer Echinacea-Anwendung abzupumpen, und entfernen Sie vorher jeden Rest Salbe oder Pflanzenbrei, der noch auf der Haut haften könnte, mit einem sauberen, in kaltes Wasser getauchten Lappen oder einem Erfrischungstüchlein. Das Baby soll möglichst kein Echinacea abbekommen: Es könnte mit Allergie oder Durchfall reagieren. Wendet die Mutter Echinacea nur äußerlich an, ist dieses Risiko ziemlich gering, bei innerlicher Anwendung hingegen durchaus gegeben. Von einer Echinacea-Kur mit Tabletten, Lutschpastillen, Tropfen oder Preßsaft zur Einnahme ist Stillenden daher abzuraten.

Auch bei **Verbrennungen**, **Verätzungen** und **Erfrierungen** kann eine Behandlung mit dem Sonnenhut sehr wirkungsvoll sein, denn er regt die geschädigten Gewebe zu neuem Wachstum an. Mit stärkeren Erfrierungen, größeren Verbrennungen und Verätzungen in der Augengegend sollten Sie allerdings stets sofort ärztliche Hilfe suchen!

Bei leichten Verbrennungen ist folgendes Vorgehen ratsam: Halten Sie die verbrannte Hautstelle sofort unter fließendes, möglichst sehr kaltes Wasser, notfalls den ganzen Körper unter die kalte Dusche, bis der Schmerz abklingt; wiederholen Sie die Kaltwasserbehandlung immer wieder, sobald die Verbrennung sich erneut mit Hitze und Schmerzen bemerkbar macht. Niemals Öl, Butter oder andere Fette, Mehl und dergleichen auf Brandwunden geben: Darin wachsen Bakterien sofort ungehemmt! Haben die Schmerzen nach einigen Kaltwasserbehandlungen deutlich nachgelassen, geben Sie Echinacea-Salbe vorsichtig auf die Brandwunde oder ein Mullpflaster. Lassen Sie möglichst viel Luft an die verbrannte Haut; sollte ein Abdeckverband nötig sein, achten Sie darauf, daß darunter kein Hitzestau entstehen kann (nicht zu fest anlegen, nicht mit Plastik abdecken). Am nächsten Tag den Verband wechseln, erneut Echinacea-Salbe aufstreichen oder eine Packung bzw. einen Umschlag mit Echinacea-Lösung machen (siehe S. 149). Die Behandlung kann weitergeführt werden, bis die Wunden gut verheilt sind, in keinem Fall aber länger als acht Wochen hintereinander.

Die gleiche Behandlung können Sie bei Verätzungen durchführen, vorausgesetzt, die ätzende Flüssigkeit ist nicht ins Auge oder in den Mund gelangt: in solchen Fällen sofort zum Arzt!

Bei leichten Erfrierungen gehen Sie folgendermaßen vor: Bringen Sie die Person ins Warme, flößen Sie ihr einen heißen Tee (ohne Alkohol!) ein und tauen Sie die erfrorenen Gliedmaßen, Ohren oder Nase *langsam und behutsam* mit zunächst kühlem, dann handwarmem Wasser auf (Teilbad, Spülung, vorsichtig aufgelegte Packung). Niemals rubbeln oder reiben, das kann die Gewebe stark verletzen! Wenn die Blutzirkulation wieder in Gang kommt, tut das ziemlich weh; dann einige Minuten warten und wieder mit leicht ansteigender Wärme weiterbehandeln. Das Auftauen kann Stunden dauern; seien Sie nicht ungeduldig. Zirkuliert das Blut wieder in den betreffenden Körperstellen, streichen Sie vorsichtig Echinacea-Salbe darauf oder machen einen Umschlag mit Echinacea-Lösung (eine halbe Stunde einwirken lassen, nach 2–3 Stunden wiederholen). Spätestens am nächsten Tag sollten Sie die Erfrierung ärztlich begutachten lassen.

Bei chronisch **aufgesprungenen Lippen**, vor allem in der kalten Jahreszeit, empfiehlt sich das Auftragen von Echinacea-Salbe oder -Lippenstift; bei Bedarf mehrmals täglich wiederholen.

Vorsicht: Wenden Sie solche Behandlungen – auch mit anderen Pflegestiften – aber nicht längere Zeit hindurch an, sondern pausieren Sie zwischendurch tage- oder besser wochenlang! Je mehr Sie die Lippen von außen mit Fetten versorgen, desto träger werden die im Lippengewebe enthaltenen, fettproduzierenden Drüsen. Irgendwann sind Sie dann »pflegeabhängig«.

Herpesinfektionen

Fast alle Menschen infizieren sich irgendwann mit dem Herpes-simplex-Virus. 99 von 100 merken davon lebenslang nichts, weil die Viren sich in den Geweben abkapseln. Ein Prozent der Infizierten bekommt bei Streß, Sonneneinstrahlung, Menstruation, Verletzungen, Magen-Darm-Störungen und anderen besonderen Situationen jedoch immer wieder einen **Herpes-Ausschlag**, oft an den Lippen (Herpes labialis), an den äußeren Geschlechtsorganen (Herpes genitalis), am Gesäß (Herpes glutealis), bei Infektion der Gesichtshaut oder Lider auch an der Augenhornhaut (Herpes cornea). Die Erkrankung ist unangenehm, aber nicht gefährlich. Nur die Erstinfektion bei Neugeborenen kann mitunter schwer, ja sogar tödlich verlaufen. Um die Ansteckungsgefahr zu minimieren, werden daher Schwangere mit Herpes genitalis zum Entbindungstermin per Kaiserschnitt entbunden.

Viren vom Typ Herpes zoster, die auch **Windpocken** hervorrufen können, sind für die äußerst schmerzhafte **Gürtelrose** verantwortlich, die meist bestimmten Nervenbahnen (auch im Gesicht oder am Oberkörper) folgt. Die Erkrankung betrifft vorwiegend ältere Menschen; falls keine Komplikationen (Geschwüre, Nekrosen) auftreten, heilt sie nach zwei bis drei Wochen ab und hinterläßt meist lebenslange Immunität. Manche Menschen bekommen die Gürtelrose aber auch mehrmals. Abgesehen von den starken Schmerzen ist sie nicht gefährlich.

Bedrohlich ist lediglich ein Zoster generalisatus, Zosterbläschen am ganzen Körper, die bei großer Abwehrschwäche – etwa im Zuge von AIDS oder Leukämie – auftreten können.

Die Wirkstoffe von Echinacea greifen die Viren zwar nicht direkt, aber doch sehr wirksam indirekt an (siehe ab S. 67) und wirken zudem schmerzlindernd. Viele Menschen werden die lästigen Herpes-simplex-Bläschen damit los, beziehungsweise sie treten gar nicht erst auf, wenn die Selbsthilfe *rechtzeitig*, beim allerersten Brennen oder Jucken, beginnt. Auch bei Herpes-zoster-Ausschlag lohnt sich der Versuch, gegebenenfalls zusätzlich zu schulmedizinischen Mitteln. Ihre Dosis läßt sich dann oft senken. (Gerade bei Herpes zoster hat man auch mit der Homöopathie sehr gute Erfahrungen gemacht; fragen Sie eine gute Fachkraft danach.)

Dosierung und Anwendung
(soweit nicht anders verordnet)

Echinacea-Lippenstift/-salbe: Schon bei den ersten Anzeichen des Herpes-Ausbruchs oder auch vorbeugend (zum Beispiel vor der Menstruation, wenn eine Frau weiß, daß sie dann immer Lippenherpes bekommt) die Lippen und ihre Umgebung mehrmals täglich mit Echinacea-haltigem Lippenstift bestreichen oder mit Echinacea-Tinktur (5-10 Tropfen auf einem Wattebausch) abtupfen oder Echinacea-Salbe auf den Rand um die Lippen auftragen.

Echinacea-Augenbad/-kompresse: Bei den ersten Anzeichen eines Herpes-Ausbruchs in der Augengegend oder am Lid ein Augenbad mit Echinacea-Tinktur machen: 10 Tropfen in ein Schälchen mit abgekochtem, kühlem Wasser geben, erst das eine (geschlossene) Auge zwei Minuten darin baden, dann die Schale unter fließendem Wasser gut ausspülen, neu füllen und das andere Auge baden. Mehrmals täglich wiederholen. Für eine Augenkompresse je 10 Tropfen Echinacea-Tinktur, mit etwas abgekochtem Wasser verdünnt, auf ein Wattepad träufeln, Auge(n) bedecken, zehn Minuten einwirken lassen; mehrmals täglich wiederholen. Oder: eine frische ganze Pflanze sehr fein hacken, den Brei auf eine Mullkompresse streichen, über die Augen legen. Ist der Herpes aufs Lid oder die Augenumgebung beschränkt, können Sie auch Echinacea-Salbe mehrmals täglich auftragen (nicht direkt ins Auge bringen!).

Echinacea-Umschlag: Bei größerflächigem Herpes 1–2 Teelöffel Echinacea-Tinktur in 1/4 Liter abgekochtes, kühles Wasser geben, ein sauberes Baumwolltuch oder eine Mullkompresse darin einweichen, leicht ausdrücken und über die betroffene Hautpartie legen; mehrmals täglich wiederholen; oder Echinacea-Salbe bis zu dreimal täglich auf die Hautregion streichen, eventuell mit einem Verband abdecken.

Echinacea-Sitzbad: Hilfreich bei Genitalherpes.

Innere Anwendung: Die äußere Echinacea-Behandlung kann durch eine innere zur Stärkung der Abwehrkräfte unterstützt werden. Lesen Sie dazu bitte die Anwendungs- und Dosierungshinweise auf S. 133. Da Herpes-simplex-Ausbrüche in der Regel nicht länger als acht bis zehn Tage dauern, sollte auch die Echinacea-Therapie nur über diesen Zeitraum durchgeführt werden (Herpes zoster: maximal drei Wochen).

TIP:
Bei chronischen oder immer einmal wiederkehrenden Hautleiden aller Art, auch Herpesinfektionen, haben sich regelmäßige Saunagänge bewährt. Die Haut wird dabei entschlackt, ihre Widerstandskräfte werden stark gefördert, und sie wird durch die Wechselreize von Hitze und kalten Güssen »abgehärtet«, kann dann also mit Streßsituationen besser fertig werden. Bei Venenleiden, Herz- und Kreislaufschwäche sollten Sie Ihre behandelnde Fachkraft fragen, ob Saunen für Sie in Frage kommt.

Mundhöhlenentzündungen

Zu den psychosomatischen Streßkrankheiten zählen auch **Zahnfleisch-** und **Gaumenentzündungen (Parodontitis, Gingivitis).** Werden diese schmerzhaften Entzündungen nicht rasch behandelt, können sich die Zähne lockern; am besten also sofort zu einem Zahnarzt oder einer Zahnärztin gehen, die sich auch mit Zahnfleischbehandlungen gut auskennen (vorher anfragen – das trifft leider nicht auf alle zu!). Auch eine **Zahnfistel** ist nicht ungefährlich; es besteht die Gefahr einer Blutvergiftung, unter anderem durch Streptokokken, die beim Essen in den Mundraum gelangen. Nach Zahnbehandlungen, vor allem dem Zahnziehen, ist das Zahnfleisch angegriffen und kann einen Aufbau seiner Abwehrkräfte – auch zur Infektprophylaxe – gut gebrauchen. Mundhöhlenentzündungen sind gelegentlich auch auf Pilzbefall, zum Beispiel mit Candida albicans, zurückzuführen. Lesen Sie dazu bitte den Abschnitt »Pilzinfektionen« ab S. 157.

Der Sonnenhut kann Ihnen in jedem Fall gute Dienste leisten, denn er wirkt entzündungshemmend, eiteraustreibend, abschwellend, wundheilend, schmerzlindernd und regt das Immunsystem kräftig an.

Dosierung und Anwendung
(soweit nicht anders verordnet)

Echinacea-Mundspülung: Geben Sie 10 Tropfen oder einen Teelöffel Preßsaft in etwas abgekochtes Wasser oder Heiltee (siehe S. 157) und spülen Sie den ganzen Mund damit ein bis zwei Minuten lang kräftig aus; die Flüssigkeit auch durch die Zähne pressen. Ob Sie sie danach schlucken oder ausspucken, bleibt Ihnen überlassen. Bis zu sechsmal täglich wiederholen.

Echinacea-Lutschtabletten: Täglich bis zu maximal vier Tabletten oder Pastillen auf der Zunge zergehen lassen, dabei den

Speichel in der ganzen Mundhöhle verteilen, vor allem in Wundnähe. Eventuell mit zwei bis drei Mundspülungen (siehe oben) pro Tag ergänzen.

Echinacea-Tee: Aus einem Fertigpräparat oder einer Handvoll frischen bzw. getrockneten, zerkleinerten ganzen Pflanzen einen Tee zubereiten, täglich drei bis maximal fünf Tassen (auch kalt) in kleinen Schlucken trinken, dabei die Flüssigkeit im ganzen Mund verteilen, vor allem in Wundnähe.

Die Kur mit jeweils *einem* der genannten Mittel (eventuell plus Tee) kann bei Empfindlichen eine Erstreaktion hervorrufen (siehe dazu S. 171). Sie sollte nicht länger als drei Wochen hintereinander durchgeführt werden. Ist die Entzündung dann immer noch nicht abgeklungen – etwa, weil der Streß Ihnen weiterhin arg auf die Nerven geht –, sollten Sie spätestens jetzt in (zahn-) ärztliche Behandlung. Mit Echinacea nun drei Wochen pausieren, dann erst im Bedarfsfall die Kur wiederholen.

TIP:
Auch *Chamomilla*, die Echte Kamille, wirkt entzündungshemmend. Sie können Zubereitungen dieser Pflanze (Tinkturen, Tee) mit denen von Echinacea abwechseln. Eine Gewürznelke, in der Nähe des gezogenen Zahns in der Backentasche behalten, gibt gleichfalls lindernde und abschwellende Wirkstoffe ab. Nach einer halben Stunde entfernen; maximal drei bis vier Nelken pro Tag anwenden – und damit aufhören, falls sich Reizerscheinungen zeigen.

Pilzinfektionen

Wie schon auf S. 70 beschrieben, kann der Sonnenhut helfen, die Abwehrkräfte bei Pilzbefall so zu stärken, daß die Krankheitserreger nur noch wenig Chancen haben. Das gilt für Erstinfektionen ebenso wie für chronische Pilzerkrankungen. Frauen (und ihre Partner, die sie immer wieder anstecken können) leiden oft an **chronischem Scheidenpilz (Candidiasis** oder **Vaginalmykose);** Pilzbefall der Füße, vor allem der Zehenzwischenräume, des Nagelbetts und der Mundschleimhaut sind ebenfalls ziemlich häufig. In den letzten Jahren macht zudem ein **Schimmelpilz-Befall** der inneren Organe immer mehr von sich reden: Zahlreiche »unerklärliche« Symptome wie Kurzatmigkeit, Magen-Darm-Störungen, Dauerhusten, Müdigkeit und schlechter Allgemeinzustand, so fand man, sind oft auf eine solche systemische Infektion zurückzuführen. Auch bei einer Behandlung mit Antibiotika muß man mit dem Ausbruch einer Pilzinfektion rechnen (siehe dazu S. 136). Kinder leiden oft unter ansteckenden Pilzinfektionen der Kopfhaut, die sie sich beim Spielen mit anderen Kindern holen.

Schulmedizinische Antimykotika helfen längst nicht immer (zum Teil, weil die Pilze schon Resistenzen gegen sie entwickelt haben) und haben so manche unerwünschte Nebenwirkung. Eine Echinacea-Kur bietet sich gerade auch in »therapieresistenten« Fällen an.

Dosierung und Anwendung
(soweit nicht anders verordnet)

Echinacea-Salbe: Mehrmals täglich auf die erkrankten Hautpartien auftragen, die vorher mit einem weichen Papiertuch sorgsam trockengetupft werden sollten. Bei Scheidenpilz: Salbe rundum auf einen Tampon auftragen, in die Scheide einführen, alle drei bis vier Stunden wechseln, jedoch nicht nachts tragen!

Echinacea-Tinktur: Alkoholarme Tropfen direkt, stark alkoholischen Preßsaft mit etwas abgekochtem Wasser verdünnt auf die erkrankten Partien träufeln; die Behandlung bis zu viermal täglich wiederholen. Bei Kopfhaut-Befall den Kopf anschließend sanft trockenfönen; Haar täglich mit sehr mildem Shampoo waschen (und das Handtuch nicht von anderen benutzen lassen, am besten jedesmal wechseln!).

Echinacea-Bad: Ins Fuß- oder Handbad 20 Tropfen oder einen Teelöffel Echinacea-Pulver geben, zehn Minuten darin baden; bei Scheidenpilz ins Sitzbad 40–50 Tropfen oder zwei bis drei Eßlöffel Echinacea-Lösung geben oder den frischen Preßsaft aus vier bis fünf ganzen Pflanzen. Mindestens zweimal täglich anwenden.

Echinacea-Mundspülung: Bei Pilzbefall im Mundraum lesen Sie bitte die Anleitungen auf S. 156.

Innerliche Anwendung: Die äußerliche Echinacea-Kur kann durch eine innerliche ergänzt werden; lesen Sie dazu bitte den Abschnitt »Dauertherapie« auf S. 140.

Auch hierbei kann eine harmlose Erstreaktion (siehe S. 171) auftreten.

Die Echinacea-Kur, ob innerlich und/oder äußerlich, sollte insgesamt nicht länger als drei, maximal vier Wochen dauern; dann eine mindestens ein- bis zweiwöchige Pause einlegen und die Behandlung danach erst wieder aufnehmen, falls noch nötig.

TIP:
Pilze ernähren sich geradezu von Zucker. Während jeder Pilzkur sollten daher Süßigkeiten jeder Art, am besten auch Hefeprodukte und Alkohol tabu sein; das hilft, den Pilz »auszuhungern«. Gut gegen Pilzbefall wirkt auch Teebaumöl (Anwendungen wie oben).

Bestimmte rheumatische Erkrankungen zählen zu den sogenannten **Autoimmunleiden**; in solchen Fällen ist aus grundsätzlichen Erwägungen heraus der Einsatz von Echinacea nicht
zu empfehlen (siehe dazu auch ab S. 183). Fragen Sie Ihre Ärztin oder Ihren Arzt, wenn Sie Zweifel haben, ob Ihre Erkrankung des rheumatischen Formenkreises dazugehört. Falls Sie jedoch schon öfter zur Selbsthilfe mit Echinacea gegriffen haben,
etwa um einen grippalen Infekt abzufangen, und sich Ihr Rheuma dabei in keiner Weise verschlimmerte, können Sie den Sonnenhut unbesorgt auch gegen Ihre rheumatischen Beschwerden
anwenden.

Im akuten Schmerzanfall, etwa bei **chronischer Polyarthritis,** oder zur Vorbeugung eines solchen Anfalls – zum Beispiel
bei Wetterwechseln, falls Sie darauf immer empfindlich reagieren – empfiehlt sich eine *Stoßtherapie* mit Echinacea, wie auf
S. 140 beschrieben.

Halten die rheumatischen Beschwerden, vor allem in den Gelenken, dann immer noch an, ist eine innerliche Kur mit
Echinacea ratsam (siehe unter *Dauertherapie* auf S. 143). Eine
solche, drei Wochen lang durchgeführte Kur empfiehlt sich auf
jeden Fall bei erstmalig aufgetretenem Rheuma: Das Immunsystem bekommt dabei einen heilsamen Anstoß. Chronisch Rheumakranke sollten beobachten, wie sie auf den Sonnenhut reagieren: Können Sie damit schulmedizinische Rheuma- bzw.
Schmerzmittel einsparen? Nimmt die Zahl oder der Schweregrad Ihrer Schmerzanfälle ab? Ist die Morgensteifigkeit der Ge-
lenke weniger schlimm als sonst? Wenn Sie Besserung verspüren, sollten Sie die Echinacea-Dosis reduzieren und die Behandlung innerhalb einer Woche »ausschleichen«, danach eine
etwa dreiwöchige Pause einlegen und erst dann im Bedarfsfall
wieder mit Echinacea anfangen. Eine solche *Intervallbehand-
lung* ist bei chronischen Leiden sinnvoller als eine Dauerthera-

pie, und auch diese sollten Sie keinesfalls über acht Wochen hinaus ausdehnen.

Bei allen innerlichen Echinacea-Anwendungen kann eine fiebrige Erstreaktion auftreten. Sollten Sie vor allem unter fieberhaften rheumatischen Zuständen leiden, kann das Ihren Organismus überfordern. Von einer Echinacea-Kur ist dann eher abzuraten.

Neben der innerlichen kann Ihnen eine äußerliche Echinacea-Behandlung nützen, beispielsweise mit echinaceahaltiger Salbe, die mehrmals täglich auf die schmerzenden Stellen aufgetragen wird, einer Packung oder einem Umschlag (siehe S. 149) oder Ganz- bzw. Teilbädern (siehe S. 150) in warmem bis heißem Wasser, falls Sie zu den kälteempfindlichen Rheumakranken gehören.

TIP:

Weidenrindentee oder -tinktur können die schmerzlindernde, entzündungshemmende Echinacea-Wirkung ergänzen (die Mittel abwechselnd einsetzen). Einige Wochen Heilfasten unter ärztlicher Aufsicht kann chronisch Rheumakranken das Leben sehr viel leichter machen (zu überwinden ist auch hierbei eine Erstreaktion, das kurzzeitige Aufflammen der Beschwerden). Viele Rheumakranke, vor allem mit **Morbus Bechterew** und **rheumatischen Gelenkentzündungen**, profitieren von einer Kur in einem Radonheilbad, zum Beispiel in Bad Kreuznach und Bad Gastein.

Schlangenbiß

Als wirksames Mittel bei **Schlangenbissen**, selbst der gefährlichen Klapperschlange, erlangte der Sonnenhut einst in seinem Heimatkontinent Amerika große Berühmtheit. Ein Schlangenbiß kommt hierzulande zwar nicht alle Tage vor; sollten Sie aber öfter ausgedehnte Wanderungen in Gebieten machen, in denen es giftige Schlangen (und kaum Möglichkeit zur Notarztbehandlung) gibt, kann es Ihnen unter Umständen das Leben retten, ein Fläschchen Echinacea-Preßsaft im Rucksack zu haben.

Geraten Sie bei einem Schlangenbiß auf keinen Fall in Panik, und bewegen Sie sich möglichst wenig! Je ruhiger Ihr Kreislauf ist, desto langsamer breitet sich das Gift im Körper aus. Legen Sie die Bißwunde frei, machen Sie mit einem sauberen Taschenmesser einen kurzen Schnitt in die Wunde, so daß Blut austropft; das schwemmt schon viel Gift heraus. Nicht aussaugen oder fest herumdrücken! Nehmen Sie eine Mullbinde oder ein sauberes Tuch (notfalls Taschentücher, Halstuch, ein Stück Bluse oder Hemd), tränken Sie es gut mit Echinacea-Saft, legen die Packung dann auf die Wunde und binden ein zweites Tuch als festen Verband darum – nicht so fest, daß sich das Blut darin staut oder die Gliedmaße von der Blutzufuhr ganz abgeschnitten ist! Dann nehmen Sie einen Schluck aus der Echinacea-Flasche als *innerliche Stoßtherapie*. Versuchen Sie nun, Hilfe herbeizurufen oder, auf einen Stock gestützt, bis zur nächsten Behausung oder Berghütte zu gelangen. Etwa jede Stunde nehmen Sie noch einmal zirka 50 Tropfen Echinacea, alle zwei Stunden wechseln Sie den Verband, falls bis dahin keine Hilfe zur Stelle ist. Fürchten Sie sich nicht, falls Sie Fieber bekommen: Das liegt nicht nur am Schlangengift, sondern auch an den Wirkstoffen des Sonnenhuts, die die Körpertemperatur kurzzeitig hochtreiben.

Ihre Rettungschancen stehen sehr gut, wenn Sie »kühles Blut« bewahren. Am besten ist es natürlich, Schlangen gar nicht erst aufzuscheuchen (sie werden nur aggressiv, wenn man sie stört) und solche Wanderungen nicht allein zu unternehmen, damit Ihre Begleitung notfalls Hilfe holen oder Sie zum nächsten Arzt bringen kann.

Unterleibsentzündungen

Junge Mädchen in und kurz nach der Pubertät erkranken oft an Reizzuständen ihrer noch im Reifen begriffenen inneren weiblichen Organe (Eierstöcke, Eileiter, Gebärmutter); manchmal wird das – auch von Ärzten – mit einer Blinddarmreizung oder -entzündung verwechselt und eine Operation anberaumt, oder es werden Antibiotika verschrieben, obwohl gar keine bakterielle Entzündung vorliegt (was ohne Sichtdiagnose mit dem Laparoskop allerdings auch schwer zu beurteilen ist). Bei erwachsenen Frauen ist eine **Eileiter-** oder **Eierstockentzündung**, eine Scheideninfektion mit Pilzen (siehe Pilzinfektionen S. 157) oder anderen Mikroorganismen oder eine **Bartholinitis** (= Entzündung der Bartholinischen Drüsen am Scheideneingang) nicht selten; Männer können eine **Prostatitis** (= Entzündung der Vorsteherdrüse) oder eine **Nebenhodenentzündung** bekommen. Meist werden dann Antibiotika beziehungsweise pilzhemmende Medikamente verschrieben. Eine Begleittherapie mit Echinacea kann dann das Immunsystem unterstützen (siehe S. 136). Wer keine derartigen Mittel nehmen will oder sollte, hat die Möglichkeit, auf eine Antibiotika-Ersatztherapie mit Echinacea auszuweichen; lesen Sie dazu bitte ab S. 137.

Bei Neigung zu chronischen oder immer wieder einmal aufflammenden Reizzuständen der Unterleibsorgane – ob entzündlich oder nicht – empfiehlt es sich auf jeden Fall, die Abwehrkräfte durch eine Kur mit dem Sonnenhut zu stärken. Erfahrungsgemäß wird der Organismus anschließend besser mit den reiz- oder entzündungsauslösenden Faktoren fertig.

Dosierung und Anwendung
(soweit nicht anders verordnet)

Echinacea-Tropfen: Vier- bis fünfmal täglich 30–40 Tropfen des Fertigpräparats oder der selbstgemachten Tinktur vor dem Essen (Magenempfindliche: danach) einnehmen, am besten zusammen mit einem Echinacea- oder anderen Heiltee.

Echinacea-Tabletten: Täglich drei bis vier Tabletten, jeweils vor den Mahlzeiten mit reichlich Flüssigkeit (Tee).

Echinacea-Lutschtabletten: Drei- bis viermal täglich eine Pastille lutschen bzw. langsam im Mund zergehen lassen.

Echinacea-Preßsaft: Vier- bis fünfmal täglich einen Eßlöffel voll vor dem Essen (Magenempfindliche: danach) einnehmen.

Echinacea-Tee: Maximal vier bis fünf Tassen täglich in kleinen Schlucken trinken.

Eine solche Kur, jeweils mit *einer* der genannten Darreichungsformen, sollten Sie möglichst sofort anfangen, wenn Sie die ersten Anzeichen einer beginnenden Unterleibsentzündung verspüren. Die Kur dauert im Regelfall drei Wochen; dann machen Sie mindestens eine, besser drei Wochen Pause und wiederholen sie im Bedarfsfall.

Ist Ihr Immunsystem ziemlich geschwächt, so daß Sie sich nie so richtig wohl fühlen und immer wieder an Infekten und »Wehwehchen« verschiedenster Art leiden, braucht Ihr Organismus möglicherweise eine etwas sanftere Kur, um die Abwehrkräfte ganz allmählich wieder aufbauen zu können. Versuchen Sie es dann mit einer Dauertherapie mit Echinacea, wie auf S. 143 beschrieben.

Zahnoperationen

Wunden nach Zahn- und Kieferoperationen sind ein wahres »Schlachtfeld« für Bakterien, die sich ohnehin immer im Mundraum befinden oder mit Essen und Getränken hineingelangen. Naturheilkundige Zahnärztinnen und -ärzte können Ihnen – immer vorausgesetzt, Sie sind nicht gegen Korbblütler allergisch (siehe ab S. 175) – zum Abschluß der Zahn- oder Kieferbehandlung Echinacea in den Gaumen injizieren, um Ihre Abwehrkräfte kräftig anzuregen. Das beugt etwaigen Infektionen vor und läßt die Wundheilung rascher in Gang kommen. Sollten Sie von Spritzen lieber Abstand nehmen wollen, haben Sie auch mehrere Möglichkeiten zur Selbsthilfe mit dem Sonnenhut: Entweder Sie machen unmittelbar vor oder sofort im Anschluß an die Zahn- beziehungsweise Kieferbehandlung eine *Stoßthe-*

rapie mit Echinacea, wie auf S. 140 beschrieben, oder Sie benutzen die heilkräftigen Wirkstoffe der Pflanze als örtliches Therapeutikum, das Ihre Schmerzen lindert, den Wundbereich leicht anästhetisiert (es kann dabei ein bißchen kribbeln oder brennen), eine Infektion verhüten hilft und die Regeneration der Gewebe einleitet.

Dosierung und Anwendung
(soweit nicht anders verordnet)

Echinacea-Tropfen oder -Preßsaft: Nehmen Sie 10–15 Tropfen, am besten unverdünnt, oder einen Teelöffel Preßsaft in den Mund und behalten Sie das Schlückchen so lange es geht in Wundnähe, so daß die Gewebe gut umspült werden. Bis zu sechsmal täglich wiederholen.

Echinacea-Mundspülung: Mit der fertigen Lösung oder in etwas abgekochtem Wasser verdünnten 15–20 Tropfen bzw. einem Eßlöffel verdünntem Preßsaft bis zu sechsmal täglich den Mund kräftig ausspülen, vor allem in Wundnähe, dann ausspucken.

Echinacea-Packung: Lassen Sie sich vom Zahnarzt oder in der Apotheke ein Päckchen sterile Tupfer (kleine, fest zusammengepreßte, tamponähnliche Wattekegel) geben, beträufeln Sie jeweils einen davon mit 10–12 Tropfen oder etwas Preßsaft und schieben Sie den Tupfer dann vorsichtig in oder über die Wunde in der Mundhöhle; es darf Ihnen aber nicht weh tun. Nach einer Stunde herausnehmen; vier- bis fünfmal täglich wiederholen, doch nicht länger als zwei Tage hintereinander, damit die Gewebe sich dann auch gut schließen können. Danach mit Mundspülungen fortfahren.

Sobald die Gewebe gut abheilen, können Sie die Echinacea-Behandlung abbrechen. Maximal sollte sie drei Wochen hintereinander – etwa bei einer längeren Zahnbehandlung – durchgeführt werden. Falls Ihre Zahnarzttermine nicht sehr eng beieinanderliegen, können Sie auch nach jeder einzelnen rund acht Tage lang eine solche Kur machen.

Nicht zu Allergien neigende Kinder (siehe Hinweis ab S. 130) können beim **Zahnen** von folgender Behandlung profitieren:

Mischen Sie ein paar Tropfen Baldrian-, Kamillen- und Sonnenhut-Tinktur miteinander und tupfen Sie von dieser Mixtur drei bis vier Tropfen unmittelbar aufs Zahnfleisch, wo die Zähne durchbrechen; mit sauberem (!) Finger leicht verreiben. Einen guten schmerzlindernden Effekt erzielen Sie auch mit einer Mischung aus einigen Tropfen Echinaceatinktur, die mit etwas Teebaum- oder Nelkenöl vermischt und aufs Zahnfleisch aufgetragen wird. Jeweils bis zu sechsmal täglich wiederholen.

Bücher zum Weiterlesen:

Cernaj, Dr. Ingeborg: Fit und gesund durch ein starkes Immunsystem. Infektionen, chronischen Erkrankungen und Krebs wirkungsvoll vorbeugen. Südwest Verlag, München 1995.

Mayell, Mark: Sanfte Selbsthilfe aus der Hausapotheke der Natur. Erste Hilfe im Alltag. Verlag Zabert Sandmann, München 1995.

Minker, Margaret: Naturheilkunde. Das Handbuch für Frauen. Verfahren, Beschwerden und Beratung von A bis Z. Deutscher Taschenbuch Verlag, München 1995.

Minker, Margaret/ Scholz, Renate: Naturheilweisen. Vorbeugen, helfen, heilen. Brigitte-Buch im Goldmann-Verlag, München 1994.

Lockie, Dr. Andrew: Homöopathie-Handbuch für die ganze Familie. Körperliche und seelische Störungen erkennen, behandeln, dauerhaft heilen. Verlag Zabert Sandmann, München 1996.

Siemers, Magret: Gesund mit natürlichen Haus- und Heilmitteln. Kräutertees, Säfte und Tinkturen, Dämpfe, Aromaöle usw. Deutscher Taschenbuch Verlag, München 1995.

Weitere Buchtips finden Sie am Schluß der Kapitel 5 und 6.

8. Ist der Sonnenhut gefährlich?
Zu Nebenwirkungen und Gegenanzeigen

Mittel aus der Pflanzenheilkunde gelten landläufig als besonders nebenwirkungsarm. Aber das ist oftmals ein Irrtum. »Die Dosis macht das Gift«, heißt ein Leitspruch der Pharmazie, und das gilt sogar bis in die Homöopathie hinein: Urtinkturen können, unverdünnt eingenommen, sehr unangenehme Begleiterscheinungen auslösen, wohingegen die mehrfach bis vielfach potenzierte Substanz praktisch keine Nebenwirkungen verursacht.

Grundsätzlich ist die Unterscheidung zwischen *Wirkungen* und *Nebenwirkungen* eines Medikaments eine künstliche, vor allem, wenn es sich um pflanzliche – also nicht zu einem bestimmten Zweck im Labor synthetisierte – Arzneien handelt: Es kommt ausschließlich auf den Blickwinkel an, nämlich darauf, was man von dem Mittel vorrangig erhofft. Auch vom Sonnenhut werden, je nach Einsatzgebiet, bestimmte Haupt-Wirkungen erwartet. Er soll unter anderem die Abwehrkräfte stimulieren, grippale Infekte und Erkältungen abfangen, Keuchhusten lindern, Herpesviren und andere Krankheitserreger an der Ausbreitung hindern, schweißtreibend wirken, Wunden, Entzündungen, Geschwüre, Furunkel, Verbrennungen usw. abheilen lassen und die Geweberegeneration beschleunigen.

Alle anderen Wirkungen des Sonnenhuts, die nicht mittel- oder unmittelbar zu diesen gewünschten Ergebnissen führen, werden als unerwünschte Nebenwirkungen bezeichnet.

Die Nutzen-Risiko-Abwägung

Als ideal sieht man eine Arznei an, die in möglichst vielen Fällen gut und rasch hilft und dabei praktisch keine oder nur sehr wenige, im Verhältnis zum Nutzen leicht verschmerzbare Nebenwirkungen hat. Der Vergleich des (erhofften, erwarteten) Nutzens eines Mittels mit seinen (möglicherweise zu erwartenden, gefürchteten) Nebenwirkungen wird Nutzen-Risiko-Abwägung genannt. Prinzipiell gilt: Je leichter beziehungsweise ungefährlicher die Erkrankung, desto weniger unerwünschte Nebenwirkungen darf ein Medikament dagegen haben – sonst sollte man es lieber überhaupt nicht einnehmen, beziehungsweise die Zulassungsbehörden greifen ein und verweigern die Zulassung oder ziehen sie (zumindest für den »banalen« Einsatzbereich) zurück. Je schwerer, gefährlicher eine Erkrankung, desto größer »dürfen« unter Umständen die Nebenwirkungen der Arznei sein, die Hilfe bringen beziehungsweise das Leben retten soll.

Die empfindliche Balance zwischen Nutzen und Risiko muß für jede einzelne Patientin, jeden einzelnen Patienten gesondert bestimmt werden. Denn jedes Individuum bringt Vorbedingungen mit sich, die das Risiko bei genau der gleichen Arznei einmal größer, einmal kleiner erscheinen lassen. Sie richtig einzuschätzen, gehört zur Kunst des Heilens. Selbstverständlich ist es jedoch nicht allein Sache des Arztes oder Heilpraktikers, über Ihre Risiken bei einer Medikamenteneinnahme zu entscheiden. Sie haben dabei stets das letzte Wort, denn schließlich steckt die heilkundige Fachkraft nicht in Ihrer Haut und kann nicht für Sie bestimmen, was Sie »erträglich« finden sollen und was nicht.

Auf den Beipackzetteln aller bei uns auf dem Markt befindlichen Medikamente sind die möglicherweise zu erwartenden Nebenwirkungen vermerkt – und zwar, gesetzlichen Vorschriften folgend, auch solche, die nur äußerst selten, vielleicht sogar nur ein einziges Mal beobachtet worden sind. Aus diesem

Grund sehen manche Nebenwirkungs-Listen geradezu erschreckend lang und sehr gefährlich aus. Die Wahrscheinlichkeit, daß ausgerechnet bei Ihnen eine der seltenen Nebenwirkungen auftritt, ist rein rechnerisch aber sehr klein. Trotzdem: Trifft es Sie doch, dürfte es Ihnen egal sein, ob Sie der zweite oder der zweitausendste Fall in der ganzen Welt sind. Denn Sie müssen damit zurechtkommen.

Wie jedes andere Phytotherapeutikum kann auch der Sonnenhut unter ganz bestimmten Umständen Risiken für Ihre Gesundheit bergen. Lesen Sie daher die folgenden Abschnitte (und den Beipackzettel Ihres Echinacea-Präparats) besonders sorgfältig durch, bevor Sie zu Echinacea greifen. Vergewissern Sie sich auch bei anderen Menschen, denen Sie zum Beispiel Echinacea-Preßsaft gegen ihre beginnende Erkältung anbieten, ob sie etwa zu einer »Risikogruppe« gehören, bei der die Wahrscheinlichkeit unerwünschter Nebenwirkungen höher ist als bei Ihnen selbst. Und was ebenso wichtig ist: Machen Sie Ihre behandelnde Fachkraft, die Ihnen Echinacea verordnen oder injizieren will, darauf aufmerksam, falls Sie den folgenden Informationen entnehmen, daß Sie einer »Risikogruppe« angehören.

Potentielle *Nebenwirkungen* sowie *Gegenanzeigen* (medizinisch: Kontraindikationen) werden im folgenden gemeinsam und nicht – wie auf den Beipackzetteln ausgewiesen – getrennt voneinander besprochen: Gegenanzeigen, also Warnungen vor der Einnahme bei bestimmten, bereits bestehenden Erkrankungen werden ja eben deshalb aufgestellt, weil mit unliebsamen Nebenwirkungen der Arznei gerade in diesen Fällen am ehesten zu rechnen ist.

Die Erstreaktion

Von den einen wird sie als unerwünschte Nebenwirkung betrachtet, von den anderen lediglich als Zeichen, daß »etwas in Fluß kommt«: die sogenannte Erstreaktion, auch Erstverschlimmerungsreaktion genannt. Sie ist charakteristisch für alle Arzneien und andere therapeutische Verfahren (zum Beispiel auch Akupressur, Fußreflexzonen-Massage oder Homöopathie), die eine *Umstimmung des Körpers*, vor allem des Immunsystems, in Richtung auf eine (Selbst-)Heilung bewirken.

Eine solche Erstreaktion äußert sich in aller Regel darin, daß die Erkrankungssymptome sich nach der Einnahme des Mittels erst einmal mehr oder weniger kräftig verschlimmern. Wenn Sie erkältet sind, läuft die Nase heftiger, der Hals schwillt noch mehr zu, Ihre Körpertemperatur steigt. Ein paar Stunden später jedoch wendet sich alles zum Besseren. Und wenn die Arznei Ihre Abwehrkräfte tüchtig angekurbelt hat, sind Sie ein paar Tage später wieder gesund. (Wie lange Erstreaktionen und Gesundungsprozesse dauern, ist je nach Allgemeinzustand und Therapieform verschieden; bei hartnäckigeren Leiden kann das alles auch Wochen dauern.)

Auch der Sonnenhut hat diese umstimmende Wirkung aufs Immunsystem und kann daher eine Erstreaktion hervorrufen: Ansteigen der Körpertemperatur, kurzfristig sogar Fieber oder Schüttelfrost. Während letzterer eher als unerwünschtes Symptom gilt, kann das Fieber durchaus erwünscht sein. Es macht schließlich so manchen Krankheitserregern, die hitzeempfindlich sind, den Garaus. Fieber gilt deshalb naturheilkundlich als positiv, vorausgesetzt, es steigt nicht allzu hoch (bei Erwachsenen nicht über 39,5 °C, bei Kindern – die hohes Fieber besser vertragen – nicht über 40 °C) und hält nicht länger als ein paar Stunden an. Wenn doch, muß es schrittweise gesenkt werden, zum Beispiel mit ableitenden kalten Wadenwickeln.

Erstreaktionen dieser Art können vor allem dann auftreten, wenn der Sonnenhut in *parenteraler Form* verabreicht wird. Das bedeutet: unter Umgehung des Magen-Darm-Kanals, also in Form einer Injektion – entweder subkutan (unter die Haut), intramuskulär (in einen Muskel hinein) oder intravenös (in eine Vene).

Sonnenhut-Präparate zum Injizieren werden in Form von Ampullen verkauft. Auf den Beipackzetteln aller dieser Präparate sind entsprechende Warnhinweise vermerkt, daß bei parenteraler Anwendung die Möglichkeit – oder, wenn man so will, die Gefahr – einer Erstreaktion besteht bzw. die oben genannten Symptome auftreten können. Sie sollten dann zusammen mit Ihrer behandelnden Fachkraft überlegen, ob solche Reaktionen für Sie unannehmbar oder gar eine gesundheitliche Gefahr wären, oder ob der erwartete Nutzen der Injektionen so groß ist, daß Sie diese Nebenwirkung durchaus hinzunehmen bereit wären (falls sie, was ja durchaus nicht feststeht, überhaupt auftritt).

Risikogruppen

Unter folgenden Umständen kann eine Erstreaktion auf Echinacea Ihrer Gesundheit schaden:

- bei stark geschwächtem Allgemeinzustand,
- bei häufigen Fieberanfällen in letzter Zeit, die aber nicht zu heilungsfördernden Schweißausbrüchen führen,
- bei rheumatischem Fieber,
- bei Malaria,
- bei bekannten Herz-Kreislauf-Problemen (etwa Bluthochdruck, Blutniederdruck),
- bei Leukämie (siehe dazu auch ab S. 183),
- bei einer bestehenden Autoimmunkrankheit (siehe dazu ab S. 183),
- vor und nach einer Organtransplantation,
- bei diagnostizierter HIV-Infektion beziehungsweise AIDS.

Sollten Sie einer dieser Risikogruppen angehören, wäre es besser, auf Echinacea entweder ganz zu verzichten oder – in Absprache mit Ihrer Ärztin bzw. Ihrem Arzt – sich zumindest keine Spritzen damit verabreichen zu lassen. (Die bei Strahlenopfern in Tschernobyl gemachten guten Erfahrungen – siehe S. 73 – zeigen allerdings, daß die Forschungen im Punkt »Immunsystem« noch längst nicht abgeschlossen sind.)

Alkaloide und Alkohol

Bei Pflanzen, die Alkaloide enthalten, muß man besonders vorsichtig sein: Meist handelt es sich dabei um Gifte, die in der Leber abgebaut werden und das Organ dabei stark belasten können. Andere Alkaloide, etwa im Roten Fingerhut (aus ihm wird Digitalis gewonnen), gehen aufs Herz; wieder andere, beispielsweise in bestimmten Pilzen, können die Sinne verwirren und Halluzinationen hervorrufen.

Auch der Schmalblättrige und der Rote Sonnenhut (nicht aber der Blaßfarbene) enthalten Alkaloide, und zwar Tussaligin sowie Isotussaligin. Sie sind allerdings nur in Spuren in der ganzen getrockneten Pflanze nachweisbar, in den daraus hergestellten Präparaten – wenn überhaupt – nur noch in vernachlässigbar winzigen Mengen. Echinacea hat deshalb, so wurde in Studien nachgewiesen, keine lebertoxische Wirkung (siehe auch Kapitel 4). Im Gegenteil, es erwies sich als schwierig, im Tierversuch überhaupt eine Giftigkeits-Grenze zu finden: Selbst bei sehr hohen verabreichten Mengen pro Kilogramm Körpergewicht liefen die Labormäuse, -ratten und -meerschweinchen putzmunter herum, wurden weder krank noch zeigten sie die geringsten Anzeichen dafür, daß sich in ihrem Körper etwa Krebs entwickelte. Vergiften können Sie sich mit den Wirkstoffen des Sonnenhuts also nicht.

Dennoch müssen alle, die eine angegriffene oder kranke Leber haben, bei Echinacea-Präparaten in Form von Saft beziehungsweise Tropfen aufpassen: Sie enthalten als Verdünnungs- und Konservierungsmittel nämlich Alkohol, und zwar je nach Präparat bis zu 68 Prozent. Ein bis zwei Teelöffel voll entsprechen dann schon einem Schnäpschen (und das womöglich auf nüchternen Magen). Auch homöopathische Echinacea-Zubereitungen enthalten Alkohol, selbst wenn hier die Einnahmedosis (einige Tropfen) jeweils sehr viel kleiner ist.

Risikogruppen
Echinacea-Präparate auf Alkoholbasis sollten in folgenden Fällen gemieden werden:
• bei akuten oder gerade erst überstandenen Lebererkrankungen aller Art,
• nach gerade überstandenen Lebensmittel- oder anderen Vergiftungen,
• bei Alkoholabhängigkeit (Alkoholismus),
• bei bekannter Alkohol-Unverträglichkeit,
• bei Neigung zu Epilepsie oder Vorliegen anderer Hirnschädigungen,
• im Kindesalter, mindestens bis zu zwölf Jahren (die kindliche Leber ist noch empfindlicher als die Erwachsener),
• während einer Alkohol-Abstinenzphase, zum Beispiel während des Heilfastens.

In allen genannten Fällen empfiehlt es sich, auf Tabletten, Dragees etc. ohne Alkohol (in der Homöopathie: auf Globuli = Rohrzuckerkügelchen mit aufgetropfter Wirksubstanz) auszuweichen.

Grundsätzlich können Menschen gegen alles und jedes allergisch sein beziehungsweise werden, sogar gegen Trinkwasser. Jedes Lebensmittel, jedes Medikament und damit auch jede pflanzliche Arznei birgt daher prinzipiell ein Allergie-Risiko. Auch der Sonnenhut bildet hierin keine Ausnahme.

Echinacea gehört zur Familie der Korbblütler (Compositen), ebenso wie beispielsweise die Heilpflanzen Arnika, Ringelblume (Calendula) oder Echte Kamille (Chamomilla). Manche Menschen bekommen bei Haut- oder Schleimhautkontakt mit diesen Pflanzen starke Kontaktdermatitiden, also Hautentzündungen. Bei einer bereits bekannten Allergie gegen irgend ein Mitglied der Korbblütler-Familie, aber auch bei genereller Neigung zu allergischen Reaktionen sollte man daher den Sonnenhut lieber nicht als Zierpflanze im Garten halten – und ihn möglichst auch als Arzneisubstanz meiden. Wer hingegen auf andere Substanzen (etwa Nickel, Bienengift, Erdbeeren, Hausstaubmilben), nur ganz sicher *nicht* auf Korbblütler allergisch reagiert, kann mit Echinacea das Immunsystem stärken und den Saft der Heilpflanze auch bei allergischen Hautausschlägen verwenden (siehe ab S. 148).

Auf allen Beipackzetteln von Echinacea-Präparaten wird ausdrücklich vor der Anwendung *bei Allergie gegen Korbblütler* gewarnt, und zwar vor allem, wenn sie als Injektionen verabreicht werden. Das kann unter Umständen durchaus schwere, ja sogar lebensbedrohliche Folgen haben: bis hin zum gefährlichen anaphylaktischen Schock, bei dem die Atemwege akut zuschwellen und/oder der Kreislauf zusammenbricht. Dann ist höchste Eile und notärztliches Eingreifen geboten.

So etwas kommt allerdings nur äußerst selten vor. In den Unterlagen der Prüfungskommission E des früheren Bundesgesundheitsamtes, die sich mit den Monographien des Sonnenhuts (siehe ab S. 57) befaßte, war ein einziger Fall von anaphylaktischem Schock nach parenteraler Anwendung verzeichnet (1). Nach den strengen Sicherheitsmaßstäben der Kommission war das jedoch bereits Grund genug, diese Anwendungsform mit dem Vermerk zu versehen: »Aufgrund der Risiken nicht zu vertreten«. (2)

Die Urteile der Berliner Prüfkommissionen stellen allerdings nur Empfehlungen, keine verpflichtenden Handlungsanweisungen für die Ärzteschaft dar. Das heißt, Ärzte und Ärztinnen können selbst entscheiden, ob sie eine bestimmte Arzneidroge trotz »Negativ-Monographie« (wissenschaftlicher Wirksamkeits-Nachweis steht aus und/oder die Nebenwirkungs-Risiken sind vergleichsweise zu hoch) dennoch weiter verordnen beziehungsweise anwenden wollen, vorausgesetzt, sie ist im Handel noch zu haben. So wird auch Echinacea noch immer in Form von Injektionen verabreicht, wenn das der behandelnden Ärztin oder dem Arzt angebracht erscheint. Aber sie sind natürlich gehalten, bei der Nutzen-Risiko-Abwägung besonders vorsichtig zu sein und in bestimmten Fällen (siehe ab S. 181) auf Injektionen sicherheitshalber zu verzichten.

Echinacea unter Verdacht

Manchmal passiert trotz aller Vorsicht etwas, oder die Warnhinweise werden nicht genügend beachtet. Dem Berliner Netzwerk, einer Organisation, die Meldungen der Ärzteschaft über Schäden durch Medikamente sammelt und weitergibt, wurden innerhalb von sechs Jahren insgesamt 36 leichte, mittelschwere und schwere »Zwischenfälle« im Zusammenhang mit Echinacea-Anwendungen bekanntgegeben, darunter sieben anaphylaktische Schocks nach parenteraler Echinacea-Anwendung sowie drei Todesfälle, die angeblich auf Echinacea-Behandlungen zurückzuführen waren.

Der journalistisch tätige frühere Arzt Dr. Friedrich Hansen

nahm im Mai 1996 diese Zahlen zum Anlaß, Echinacea-Präparate in einem groß aufgemachten ›ZEIT‹-Artikel mit dem Titel »Echinacea unter Verdacht« als sehr gefährlich (und überdies als therapeutisch unwirksame Placebos) zu verunglimpfen, ein Verbot zumindest der Injektionsampullen zu fordern und den Zulassungsbehörden zu unterstellen, sie drückten bei dieser populären pflanzlichen Arznei beide Augen zu. (3)

Dieser Bericht scheuchte die Medien auf. Viele andere Blätter übernahmen die Sensationsmeldungen mehr oder weniger ungeprüft, und auch Fernsehsendungen wie ›Monitor‹ und ›Report‹ griffen die angebliche Gefährlichkeit des Sonnenhuts kritisch auf.

Wissenschaftler stellen richtig

Falschmeldungen und Verleumdungen zurückzuweisen, ist im Prinzip nur Sache derjenigen, die sie direkt angehen: im zitierten Artikel die Hersteller der namentlich genannten Präparate, die als so lebensgefährlich und außerdem auch noch bar jeder wissenschaftlich bewiesenen Wirksamkeit hingestellt wurden. (Betroffen war vor allem das Madaus-Präparat Echinacin, im erwähnten Artikel immerhin 31 mal genannt. Allerdings hatte der Verfasser den Pflanzennamen Echinacea und den bekannten Markennamen Echinacin® schlicht miteinander verwechselt.) Die Hersteller ließen denn auch Gegendarstellungen veröffentlichen. Wo jedoch Hunderttausende von Menschen durch Sensationsjournalismus verunsichert werden, ist unabhängiger Experten-Widerspruch nötig. Prof. Dr. Rudolf Bauer vom Institut für Pharmazeutische Biologie der Universität Düsseldorf und sein Kollege Prof. Dr. Hildebert Wagner, Universität München, Deutschlands profilierteste wissenschaftliche Kenner in Sachen Sonnenhut, nahmen deshalb in der ›Deutschen Apotheker Zeitung‹ (4) sowie auf dem 2. Internationalen Kongreß für Phytomedizin im September 1996 in München zu den Anwürfen gegen Echinacea Stellung.

Dezidiert wiesen sie die Unterstellung zurück, Sonnenhut-Präparate seien gefährlicher als andere Mittel, die grundsätzlich ebenfalls Allergien auslösen könnten: Jährlich werden immerhin über 10 Millionen Packungen Echinacea-haltiger Präparate verkauft. »Bei einer solch breiten Anwendung müßten, wenn das Allergierisiko sehr hoch wäre, wesentlich mehr Meldungen eingehen. Eine Darstellung, die Panik verbreitet, ist daher nicht gerechtfertigt«, erklärten die Wissenschaftler.

In der Tat: Sollte Echinacea wirklich 36mal allergische oder andere, leichte bis folgenschwere Reaktionen verursacht haben, so betrug das Risiko dafür pro Packung bzw. Anwendung (bei 60 Millionen Packungen in sechs Jahren) genau 0,000006 Prozent. Damit ist der Sonnenhut im Vergleich zu vielen anderen Arzneien sogar als ausgesprochen *risikoarm* zu bezeichnen. Und daß er therapeutisch wirksam ist, wurde schon in vielen wissenschaftlichen Studien erwiesen. Von denen nahm Hansen, wie auch Bauer und Wagner bemängeln, jedoch keinerlei Notiz.

Todesfälle sind natürlich besonders ernst zu nehmen und gründlich zu untersuchen. Das taten in allen genannten Fällen unabhängige Experten, unter anderem vom Berliner Bundesinstitut für Arzneimittel und Medizinprodukte. Sie kamen zu dem Schluß: Ein kausaler Zusammenhang zwischen Echinacea-Behandlung und Todesursachen ist nicht nachweisbar; die tödlich verlaufenden Erkrankungen konnten auch auf ganz anderem Wege als ausgerechnet über Echinacea-Einwirkung entstehen. Zu einem Verbot von Sonnenhut-Präparaten sehen die Experten keinerlei Anlaß. Auch die Überwachungsbehörden, denen sämtliche Fälle bekannt sind, schritten nicht ein, weil sie nach eigenen Angaben »keinen Handlungsbedarf erkennen« konnten – anders als sie es bei anderen, tatsächlich gefährlichen pflanzlichen Arzneien schon mehrfach taten.

Die Firma Madaus, deren Echinacea-Ampullen ohnehin noch

der Nachzulassung durch das Bundesinstitut für Arzneimittel und Medizinprodukte harrten, zog aus dem Medienwirbel um Injektionspräparate einen vernünftigen Schluß und ihre Ampullen im Herbst 1996 aus dem Handel.

Was lernen wir aus alledem? Einmal: Mediziner sind nicht unbedingt von vornherein die besseren Medizinjournalisten; komplizierte Sachverhalte sorgfältig zu recherchieren und differenziert darzustellen, will gelernt sein. Und zum zweiten: Wie einfach ist es doch, selbst ein beliebtes und bewährtes pflanzenheilkundliches Mittel in argen Mißkredit zu bringen. Ein Cocktail sensationell aufgemachter Zahlen, Halbwahrheiten, persönlicher Mutmaßungen und populistischer Unkenrufe (»... wird fatale Folgen haben ...«) genügt.

Ausschlaggebend: die Darreichungsform

Zurück zur Wissenschaft. Das Ausmaß des Allergie-Risikos hängt einmal von der individuellen allergischen Disposition ab, zum anderen aber auch von den Darreichungsformen der Echinacea-Präparate. Sie müssen daher getrennt voneinander betrachtet werden.

• **Innerliche Anwendung:** Am wenigsten allergen sind Echinacea-Präparate, die auf Alkoholbasis hergestellt wurden: Alkohol fällt die Eiweiße aus, die im Organismus zu den gefürchteten Antigen-Antikörper-Reaktionen und damit zu Allergiesymptomen führen können. Alkoholische Echinacea-Präparate sind praktisch eiweißfrei, allergologisch gesehen also eher unbedenklich. (5)
Tabletten, Dragees und andere Darreichungsformen, die durch den Magen-Darm-Trakt gehen, enthalten Echinacea in pulverisierter Form. Auch wenn die Grundsubstanzen in speziellen Filterverfahren gereinigt werden, können sich doch noch potentielle Allergene darin verstecken und zu allergi-

179

schen Magen-Darm-Reaktionen führen (Übelkeit, Erbrechen, Magengrimmen, Durchfall). Gefährlichere Reaktionen sind bei dieser Form der inneren Anwendung äußerst unwahrscheinlich.

- *Äußerliche Anwendung:* Echinacea-haltige Salben beziehungsweise auf die Haut aufgetragener Preßsaft können bei empfindlichen Personen ebenfalls Allergie- oder Unverträglichkeitssymptome verursachen: Brennen, Jucken, Hautausschlag. In solchen vergleichsweise seltenen Fällen sollte das Mittel augenblicklich wieder von der Haut oder der Wunde abgespült werden – am besten mit kaltem Wasser und ohne die Stelle dabei mit den eigenen Händen anzufassen. (Falls sich das nicht vermeiden läßt: Hände sofort gut waschen, nicht damit an den Augen herumreiben oder an den Mund fassen!) Preßsaft unverdünnt auf eine Wunde zu bringen, kann wegen des Alkoholgehalts weh tun – ähnlich wie Jodtinktur oder andere Haut-Desinfektionsmittel. Gefährlichere Reaktionen sind bei äußerlicher Echinacea-Anwendung ebenfalls nicht zu erwarten.

- *Parenterale Anwendung (Injektion):* Anders sieht es bei der Echinacea-Spritze aus. Sie gilt, was Allergien anbelangt, als die vergleichsweise risikoreichste Anwendungsform – vor allem dann, wenn das Mittel direkt in die Blutbahn, also intravenös gespritzt wird. (Auf diese parenterale Anwendungsform zielte denn auch ein Großteil der Echinacea-Schelte im bereits zitierten ›ZEIT‹-Artikel.) Hier kann es am ehesten zu einer gefährlichen Sofortreaktion, zum anaphylaktischen Schock oder einem schweren Asthma-Anfall kommen. Echinacea-Injektionen sollten daher besonders sorgfältig bedacht und am besten nur in der ärztlichen, für Notfallhilfe ausgestatteten Praxis vorgenommen werden.

- *Hilfsstoffe:* In seltenen Fällen kann es passieren, daß jemand nicht auf die Wirksubstanz(en) einer Arznei, sondern auf deren »Verpackungsmaterialien«, nämlich die Lösungs- oder

Bindemittel (Puffersubstanzen, Tablettenüberzüge, Konservierungsmittel usw.) allergisch reagiert oder sie nicht verträgt. In manchen Echinacea-Präparaten ist beispielsweise Laktose enthalten; wer unter einer Milchzuckerunverträglichkeit leidet, bekommt dann vielleicht Magen-Darm-Probleme – vor allem bei Einnahme von mehreren Tabletten auf einmal, etwa als Stoßtherapie bei grippalem Infekt. Andere vertragen möglicherweise die Hilfsstoffe Kaliumsorbat, Glycerol, Magnesiumstearat, Natriumcyclamat, Guarkernmehl usw. oder das Verdünnungsmittel Ethanol (Alkohol) nicht.

Falls Sie Echinacea früher gut vertrugen, nach einem Wechsel des Präparats aber auf einmal irgendwelche Unverträglichkeits- oder Allergieprobleme haben, könnte es also auch an den Hilfsstoffen liegen. Abhilfe ist dann leicht zu schaffen, indem Sie auf ein Präparat mit verträglichen Hilfsstoffen überwechseln.

• *Kombinationspräparate:* Der Sonnenhut wird nicht nur einzeln, sondern auch in Kombination mit anderen Heilpflanzen vermarktet. Sollten sich bei der Einnahme oder parenteralen Anwendung eines solchen Präparats allergische oder Unverträglichkeits-Symptome einstellen, ist es ziemlich schwierig zu entscheiden, welcher der Inhaltsstoffe denn nun dafür verantwortlich ist. Menschen mit Neigung zu allergischen Reaktionen sollten aus diesem Grund möglichst nur zu Arzneien aus einer einzigen Heilpflanze bzw. einer Wirksubstanz (sogenannten Monopräparaten) greifen; dann wissen sie im Fall des Falles genau, was sie künftig meiden müssen.

Risikogruppen

Unter folgenden Bedingungen sollten Sie mit der Anwendung von Echinacea besonders vorsichtig sein oder sie ganz unterlassen:

• bei bekannter Allergie gegen Korbblütler und/oder speziell Mitglieder der Sonnenhut-Spezies,

- bei allgemein erhöhter Bereitschaft zu Allergien,
- bei Säuglingen und Kleinkindern bis zu zirka zwei Lebensjahren (ihr Immunsystem ist noch nicht voll ausgebildet), vor allem, wenn sie unter Milchschorf, Neurodermitis und anderen Allergiesymptomen leiden oder gelitten haben,
- bei allgemein stark geschwächtem, eventuell überreagierendem Immunsystem (siehe hierzu auch ab S. 183).

Von parenteraler Echinacea-Anwendung ist in diesen Fällen ganz abzuraten, von anderen Darreichungsformen zumindest im Säuglingsalter und bei Korbblütler-Allergie. Wer hingegen trotz allgemeiner Allergieneigung schon öfter Echinacea-Präparate gut vertragen hat, wird mit hoher Wahrscheinlichkeit auch fortan keine Allergie dagegen entwickeln.

Weitere mögliche Unverträglichkeiten

In einigen klinischen Studien verspürten die Patientinnen und Patienten nach der Einnahme von Echinacea-Preßsaft ein Brennen auf der Zunge, im Rachen oder im Magen, einigen wenigen wurde übel, sie bekamen Verstopfung oder Blähungen oder bemäkelten den »schlechten Geschmack« der Arznei (der auch mit der alkoholischen Zubereitungsweise zusammenhängen konnte). Übelkeit und Erbrechen können sich vor allem auch nach parenteraler Anwendung (Injektion) einstellen. Das Risiko solcher Nebenwirkungen lag in den verschiedenen Studien etwa zwischen zwei und zehn Prozent; in einer Doppelblindstudie (6) verspürten allerdings auch sechs Prozent aus der Placebogruppe solche »Nebenwirkungen« des Scheinmedikaments. Ein leichtes Brennen kann auch beim Auftragen von Echinacea-Präparaten auf die Haut auftreten; das ist jedoch für wundheilende und -desinfizierende Arzneien insgesamt nicht ungewöhnlich.

Wer solche im Prinzip ungefährlichen, höchstens unangenehmen Nebenwirkungen verspürt, sollte für sich eine Nutzen-Risiko-Abwägung vornehmen. Manche halten sich an das alte Motto »Je schlechter eine Arznei schmeckt, desto besser wirkt sie auch« und schlucken den Saft naserümpfend herunter; andere entscheiden sich lieber für ein Präparat, das sie vom Magen und Geschmack her besser vertragen.

Risikogruppen

Auf die erhöhten Risiken bei parenteraler Anwendung wurde bereits hingewiesen (siehe ab S. 180). Magen-Darm-Störungen nach innerlicher Anwendung (Dragees, Tabletten, Tropfen, Tinkturen, Tees, Lutschpastillen) können sich am ehesten einstellen bei:

- sehr empfindlichem Verdauungstrakt (auch: nach kürzlich überstandener Magen-Darm-Erkrankung oder darmbelastender Antibiotika-Einnahme),
- Säuglingen und Kleinkindern,
- Schwangeren (siehe auch ab S. 189),
- Menschen mit Neigung zu Hypochondrie (= »eingebildeter Krankheit«; psychisch bedingten Symptomen).

Krebs und Autoimmunleiden

»Aus allgemeinen Erwägungen«, heißt es unter der Rubrik Gegenanzeigen auf dem Beipackzettel vieler Echinacea-Präparate, werde bei einer Reihe von »progredienten Systemerkrankungen« und »Autoimmunerkrankungen« von der Anwendung des Sonnenhuts abgeraten. Ausdrücklich genannt werden hier unter anderem »Leukosen«, also krankhafte Veränderungen der weißen Blutkörperchen.

Eine progrediente (= fortschreitende) Systemerkrankung kann auch eine Krebserkrankung sein, und Leukose ist laut

Pschyrembel-Definition ein veralteter, aber eben weniger kraß klingender Ausdruck für Leukämien, also die verschiedenen Formen von Blutkrebs.

In manchen Medien wurde daraus der Schluß gezogen, diese Warnung müsse wohl bedeuten, daß Echinacea Krebs verursachen könne. Doch dabei handelt es sich um ein Mißverständnis.

Der Sonnenhut beeinflußt tatsächlich bestimmte Bestandteile des Bluts und der Körpergewebe (siehe Kapitel 4). Er regt unter anderem Freßzellen – Phagozyten, Makrophagen – zu erhöhter Aktivität an, wobei kurzfristig Fieber entstehen kann, und er erhöht kurzzeitig die Zahl der weißen Blutkörperchen (Leukozyten) im Blut und gilt daher als eiteraustreibend. Diese Wirkungen sind ein wesentlicher Grund dafür, weshalb der Sonnenhut als Immunstärkungsmittel eingesetzt werden kann. Bei Menschen, die »gesundes Blut« haben, bei denen also keine Störung des blutbildenden Systems oder der Leukozyten und erst recht kein Blutkrebs vorliegt, können die körpereigenen Abwehrkräfte vom Anstoß durch Echinacea nur profitieren (falls sich, siehe ab S. 175, nicht etwa eine Allergie einstellt). Allenfalls passiert – gar nichts, weil das Immunsystem gar keinen Extra-Anstoß benötigte oder der Sonnenhut es einfach kaltläßt (auch das kommt vor, wie bei jeder anderen Arznei).

Echinacea hat jedoch *keine kanzerogene Wirkung*, das heißt, es bewegt gesunde Zellen nicht dazu, sich krebsig zu verändern und anschließend wild zu wuchern. Das wurde in mehreren Labor- und Tierstudien einwandfrei nachgewiesen. Was allerdings tatsächlich, zumindest im Laborversuch, vorkam: In einer bestimmten Umwandlungsphase (Transformation) wurden bereits entartete Zellen durch Hinzugabe von Echinacea-Extrakt zum Wachstum angeregt. Die Hersteller entschlossen sich daher zu einem entsprechenden Warnhinweis. Dennoch: Auch in der begleitenden Therapie von Krebsgeschwülsten (siehe S. 85) wurde die Heilpflanze schon erfolgreich eingesetzt. Und ihre Fähigkeit, die Zahl der Freßzellen kurzzeitig signifikant ansteigen zu lassen, kann zu diagnostischen Zwecken bei Strahlen-behandlungen nach Krebsoperationen genutzt werden (siehe S. 72). Gute Erfahrungen mit Echinacea machte man auch bei den Strahlenopfern von Tschernobyl, deren Blutbildverände-rungen zumindest zu den Vorstufen von Leukämie gerechnet werden mußten (siehe S. 73).

Die Erfahrungen in der Ukraine harren noch der wissenschaft-lichen Auswertung. Vorsicht ist daher bei Menschen geboten, die ohnehin schon viel zu viele Leukozyten im Blut haben (Leukämie), deren Immunzellen aus unbekanntem Grund Amok laufen oder durch Virusbefall verändert wurden und sich nun gegen ihre Geschwisterzellen im eigenen Körper richten (Autoimmunkrankheit, HIV-Infektion, AIDS) oder die aus an-deren Gründen dazu neigen, mit einer überschießenden Im-munantwort zu reagieren (etwa bei Multipler Sklerose). In sol-chen Fällen könnte ein zusätzlicher Anstoß durch eine Arznei tatsächlich die Krankheit verschlimmern. Und auch Menschen, denen ein Fremdorgan übertragen wurde und die nun mit le-benslanger Immunsystem-unterdrückender Medikation dafür sorgen müssen, daß es nicht etwa wieder abgestoßen wird, soll-ten sicherheitshalber auf Echinacea verzichten.

Die Herstellerfirmen weisen auf diese möglichen Gefahren unter der Rubrik Gegenanzeigen hin.

Risikogruppen
In folgenden Fällen sollte die Anwendung von Echinacea-Präparaten sicherheitshalber unterbleiben:
- bei länger anhaltender großer Blässe, Müdigkeit, undefinier-baren Schmerzen im Körper, Lymphknotenschwellungen (dahinter kann etwas Harmloses, aber auch eine Leukämie stecken – ärztlich untersuchen lassen!),
- bei diagnostizierter Leukämie, auch im Stadium der Remis-sion (= Besserung),

- bei Autoimmunleiden aller Art, beispielsweise Addison-Krankheit, Hashimoto-Schilddrüsenkrankheit, Diabetes mellitus im Kindesalter, perniziöser Anämie, Myasthenia gravis, unter Umständen auch chronischer Gastritis und Autoimmun-Formen rheumatischer Erkrankungen,
- bei diagnostizierter HIV-Infektion sowie dem Immunschwäche-Syndrom AIDS,
- bei Multipler Sklerose,
- vor und nach einer Organtransplantation.

Rheumakranke, die bereits gute Erfahrungen mit Echinacea gemacht haben, können ruhig bei »ihrem« Präparat bleiben: Das Risiko, daß es ihnen plötzlich schaden könnte, ist sehr gering.

Tuberkulose

Zu den »progredienten Systemerkrankungen« wird auch die Tuberkulose gerechnet und auf den Beipackzetteln gelegentlich eigens genannt. Gefürchtet wird vor allem die – zusätzlich schwächende, vielleicht einen neuen Schub auslösende – Erstreaktion (siehe ab S. 171). Es gibt allerdings Ärzte, die gerade mit Echinacea gute Erfolge in der Tuberkulose-Therapie gemacht haben. Immerhin kann Echinacea die Ausbreitung von Krankheitserregern verhindern und die Gewebe – auch der Lunge – zur Regeneration anregen, indem sie die Fibroblasten dazu bringt, sich erheblich zu vermehren (siehe Kapitel 4).

Sollten Sie es also mit einer Echinacea-Therapie versuchen wollen, obwohl oder weil Sie an Tuberkulose leiden, sprechen Sie ausführlich mit Ihrer behandelnden Fachkraft über das mögliche Für und Wider. Möglicherweise ist zumindest im Frühstadium nichts gegen einen solchen Versuch einzuwenden. Abgebrochen werden sollte die Echinacea-Anwendung, wenn es Ihnen danach mehrere Tage – und nicht bloß ein paar Stunden lang – schlechter geht oder sich nichts zum Besseren zu wenden scheint.

Eine Alternative kann in diesem Fall die Behandlung mit einem *hochpotenzierten Echinacea-Homöopathikum* sein. Sie sollte allerdings einer erfahrenen Fachkraft überlassen bleiben.

Bindegewebserkrankungen

Neben anderen bestehenden Erkrankungen wird auf den Beipackzetteln in der Rubrik Gegenanzeigen auch vor der Einnahme von Echinacea bei sogenannten Kollagenosen (= Erkrankungen des kollagenen Bindegewebes) gewarnt. Der Grund dafür liegt in der schon erwähnten Fähigkeit des Sonnenhuts, die Bindegewebszellen (Fibroblasten) zur Vermehrung anzuregen. Gerade diese Eigenschaft aber kann sich als gesundheitsschädlich erweisen, wenn das Bindegewebe ohnehin schon übermäßig wuchert.

Risikogruppen
Von Echinacea in jeder Form ist in folgenden Fällen abzuraten:
- bei Neigung zu überschießender Narbenbildung (Keloiden) – zumindest keine Echinacea-haltigen Salben auf Wunden streichen,
- bei systemisch-entzündlichen Bindegewebserkrankungen (Kollagenosen), beispielsweise progressiver Sklerose, systemischem Lupus erythematodes, Dermatomyositis oder bestimmten Formen rheumatischer Arthritis (siehe dazu allerdings auch ab S. 160).

Zuckerkrankheit

Wer an Diabetes leidet, muß sich bei allem, was sie oder er ißt und trinkt, über die zugeführten Kohlenhydrate – in der Diabetes-Fachsprache in »Broteinheiten« (abgekürzt BE) gezählt – Gedanken machen. Auch Echinacea-Präparate enthalten Kohlenhydrate, entweder im Lösungsmittel (Alkohol) oder in den Hilfsstoffen (siehe S. 181). Im Beipackzettel sind sie meist entsprechend vermerkt, zum Beispiel: »Eine Tablette entspricht 0,03 BE.« Manche Hersteller verzichten auch auf diese Angaben, da es sich bei bestimmungsgemäßer Anwendung um vernachlässigbar kleine Mengen handelt.

Bei Injektions-Ampullen wird jedoch stets darauf hingewiesen, daß sich »bei parenteraler Anwendung die Stoffwechsellage des Diabetikers verschlechtern« könne. Das bedeutet: Zuckerkranke laufen Gefahr, daß ihre funktionsgestörte Bauchspeicheldrüse ungut auf das plötzliche Überangebot der injizierten »Broteinheiten« reagiert; eventuell muß die Diabetes-Medikation während einer Spritzenkur mit Echinacea neu eingestellt werden. Zuckerkranke sollten deshalb entweder Echinacea-Injektionen ganz meiden oder aber die behandelnde Fachkraft auf jeden Fall vorher darauf aufmerksam machen, daß sie Diabetes haben.

Zuckerkranke leiden oft unter schlecht heilenden Wunden und Geschwüren. Örtlich anzuwendende Echinacea-Salben stellen für sie keine Gefahr dar, sondern können sogar sehr nützlich sein. Falls Sie dennoch vorsichtshalber lieber ganz Abstand vom Sonnenhut nehmen wollen: Viele andere Salben und Tinkturen auf pflanzlicher Basis haben ebenfalls gute wundheilende Eigenschaften, beispielsweise Calendula (Ringelblume) oder Beinwell.

Zur Einnahme in der Schwangerschaft

Unter den *Gegenanzeigen* ist auf vielen Beipackzetteln von Echinacea-Präparaten auch die Schwangerschaft genannt. Das bedeutet jedoch *nicht*, daß die Wirkstoffe des Sonnenhuts etwa die Plazenta-Barriere durchdringen und das Ungeborene schädigen können: Eine solche *teratogene Wirkung* wird von verschiedenen Studien ausdrücklich verneint bzw. konnte nicht nachgewiesen werden. Auch auf das Erbmaterial (die Chromosomen) hat Echinacea, Labor- und Tierversuchen zufolge, keinerlei Auswirkungen. (7)

Von der Anwendung allopathischer Sonnenhut-Präparate in der Schwangerschaft – vor allem in den ersten drei Monaten – wird dennoch »aus allgemeinen Erwägungen heraus« abgeraten: Schwangere sollten ganz grundsätzlich so wenig Medikamente wie nur irgend möglich einnehmen, und zwar nicht nur synthetisch-chemische, sondern auch pflanzenheilkundliche (es sei denn, sie werden ihnen ausdrücklich verordnet, etwa gegen Schwangerschaftsbeschwerden). Einen grippalen Infekt einfach durchzustehen, statt dagegen etwas einzunehmen, ist für Schwangere in aller Regel gesünder und weniger gefährlich als die Angewohnheit, bei Alltagsbeschwerden irgendeine Arznei »einzuwerfen«. Hinzu kommt, daß Schwangere keine Präparate auf Alkoholbasis anwenden sollten (siehe S. 174) und viele von ihnen auch vom Magen her empfindlicher als sonst reagieren. Das Risiko, daß sie eine unliebsame Nebenwirkung verspüren, ist bei ihnen also etwas größer als üblich.

Schwangeren ist daher insbesondere von *inneren Anwendungen* sowie von *parenteralen Anwendungen* abzuraten. Wundbehandlungen mit Echinacea-Präparaten oder Lippenbalsam gegen Herpes-Ausbrüche hingegen können nach allem, was man bislang weiß, bei Schwangeren und Stillenden keinen weiteren Schaden anrichten, da ihre Wirkung örtlich begrenzt ist. Frauen, die an einer Entzündung der Brust»warzen« (besser: Mamillen) oder einer Brustdrüsenentzündung leiden, können von den entzündungshemmenden Eigenschaften von Echinacea-Salbe oder -Tinktur (für Umschläge) durchaus profitieren. Sie sollten dann aber nicht mehr stillen, damit das Baby beim Nuckeln kein Echinacea abbekommt, und während des Stillens auch auf die Einnahme von Echinacea-Präparaten verzichten: Generell können einige Inhaltsstoffe von Echinacea, zum Beispiel die Polysaccharide, Arabinogalaktane, Kaffeesäuren und deren Derivate (siehe Tabelle ab S. 54), durchaus in die Muttermilch übergehen. (8) Diese Substanzen sind zwar nicht akut giftig, doch gegen eine Allergie sind auch Säuglinge, die längere Zeit gestillt worden sind, nicht völlig gefeit.

Bei Homöopathika sieht es ähnlich aus. Nach homöopathischer Lehre wird stets die *ganze* Person damit behandelt, bei Schwangeren also die werdende Mutter samt ihrem Ungeborenen. Auswirkungen eines Homöopathikums, auch wenn es niedrig potenziert ist, auf den Embryo bzw. Fetus im Mutterleib sind durchaus möglich, unter Umständen sogar erwünscht – doch zu diesen Mitteln gehört Echinacea *nicht*. Bei hochpotenzierten Mitteln ist es sogar mehr als wahrscheinlich, daß das Homöopathikum seine Umstimmungs-Informationen nicht nur im mütterlichen, sondern auch im kindlichen Blut hinterläßt, die Plazenta-Barriere also überwindet. (Aus diesem Grund dürfen nur sehr erfahrene Fachleute Schwangeren Homöopathika verabreichen.) Von einer homöopathischen Echinacea-Therapie in Schwangerschaft und Stillzeit ist daher »aus grundsätzlichen Erwägungen«, wie es so schön heißt, abzuraten.

Wechselwirkungen mit anderen Mitteln

Echinacea-Präparate können, je nach Erkrankung, als alleinige Arznei, aber auch begleitend als Zusatzmittel eingesetzt werden. Man kann damit beispielsweise Antibiotika, Antimykotika (Mittel gegen Pilzbefall) und eine Reihe anderer Medikamente einsparen helfen, wie Sie im 4. Kapitel bereits gesehen haben.

Unliebsame Wechselwirkungen mit diesen Mitteln wurden dabei bislang nicht beobachtet und auch in Labortests nicht festgestellt. Allenfalls wirkt Echinacea *synergistisch*, das heißt, es ergänzt und verstärkt die von anderen Medikamenten angestrebte immunstärkende oder entzündungshemmende Wirkung. Das ist jedoch im strengen Sinne nicht als Wechselwirkung anzusehen – und im Ergebnis ja durchaus auch wünschenswert. Falls keine weiteren Einschränkungen vorliegen – etwa eines der in diesem Kapitel genannten Risiken –, können Echinacea-Präparate also ohne weiteres neben anderen Medikamenten angewendet werden.

Von dieser Regel gibt es nur eine Ausnahme: Ampullen und Injektionslösungen zur parenteralen Anwendung sollten nicht zusammen mit Eigenblut (auch nicht als Mischinjektion) verabreicht werden. Das Immunsystem könnte dabei zu stark gereizt werden und überschießend reagieren.

Mehr hilft nicht mehr!

Unliebsame Wirkungen können sich auch einstellen, wenn die von den Herstellern und/oder der behandelnden Fachkraft empfohlene *Einnahmedauer* eines Echinacea-Präparats überschritten wird: Sie sollte längstens acht Wochen betragen. Danach reagiert der Organismus nämlich nicht mehr – oder nur noch unwirsch – auf die abwehrstimulierenden Reize der Sonnenhut-Wirkstoffe. Er ist sozusagen »ausgereizt«, mitunter sogar überreizt. Manche Überempfindlichkeisreaktionen stellen sich erfahrungsgemäß erst nach allzu langer Anwendungsdauer ein. Sie sind dann nicht eigentlich dem Präparat anzulasten, sondern denjenigen, die diese Hinweise in den Wind geschlagen haben.

Naturheilkunde-Fachleute empfehlen grundsätzlich sogar noch kürzere Einnahmezeiten, und zwar ausnahmslos bei allen Phytotherapeutika und Ergänzungsstoffen, also auch Vitaminen, Mineralstoffen, Enzymen: drei bis maximal vier Wochen Einnahme, dann eine ebenso lange Pause, bevor die Einnahme wieder aufgenommen wird, und so fort. Der Organismus »gewöhnt« sich nämlich nach einiger Zeit an die Dauerzufuhr der Arzneistoffe oder Nahrungsergänzungen. Er kann dann träge werden – ähnlich wie ein Darm, der ständig mit Abführmitteln gefüttert wird und dann ohne sie gar nicht mehr funktionieren mag.

Mehr bringt also auf keinen Fall mehr. Richten Sie sich daher stets nach den jeweils angegebenen Maximal-Dosierungen und maximalen Einnahme-Zeiträumen, und zwar bei jeder Arznei. Sie schützen damit Ihre Gesundheit.

9. Der Sonnenhut im Kräutergarten Echinacea selbst anbauen und nutzen

Von allen bekannten Sonnenhut-Arten und -Varietäten eignet sich *Echinacea purpurea*, der Rote Sonnenhut, am besten zum Anbau als Heilpflanze in mitteleuropäischen Gärten: Er ist nicht sehr empfindlich, gedeiht auch unter unseren klimatischen Bedingungen und enthält sowohl in der Wurzel als auch im »Kraut«, wie die oberirdisch wachsenden Teile der Pflanze samt Blütenkopf genannt werden, alle Wirksubstanzen, die für die Arzneiherstellung bedeutsam sind, in reichem Maße. Daneben schmückt er in der Blütezeit – von Juni bis Oktober – jeden Garten, jedes größere Kräuterbeet mit seinen auffälligen Farben: rosafarbene bis tief purpurrote (selten auch weiße), deutlich nach unten hängende Blütenblätter, aus denen ein igelförmiger Blütenstand ragt, dessen »Stacheln« oft leuchtend orangefarbene Spitzen besitzen.

In England und Deutschland wurden neben dieser »Urmutter« des Roten Sonnenhuts zahlreiche farbenfrohe Varietäten mit ebenso schönen Namen herangezogen; zu ihnen gehören die karmesinroten Züchtungen »Abendsonne«, »Auslese« und »Leuchtstern« oder die weißblühenden »Alba«, »White Prince«, »White King«, »White Lustre«, »Rubinstern«, die kleinblütige Zwergform »Nana« (1) sowie die deutsche Züchtung »Magnus«, erst seit wenigen Jahren auf dem Blumenmarkt. Deutschem Geschmack entspringt offenbar der mehrfach gelungene Versuch, Echinacea-Varietäten mit waagerecht abstehenden, eher margeritenähnlichen Blütenblättern zu züchten. »Anscheinend glaubt die deutsche Kundschaft, Blumen mit herabhängenden Blütenblättern seien verwelkt oder krank«, vermerkt der Botaniker Steven Foster dazu trocken. (2)

All diese Echinacea-Varietäten wurden allerdings zur Zierde des Gartens und nicht als Heilpflanzen herangezüchtet; über ihren Gehalt an effektiven Wirkstoffen ist wenig bekannt. Für den Heilpflanzen-Anbau müssen Sie sich daher im Handel die Jungpflanzen oder auch den Samen der »Urmutter«, *Echinacea purpurea* (L.) MOENCH, besorgen. Manche Händler führen sie in ihren Katalogen leider immer noch unter der schon seit 1841 als veraltet geltenden Bezeichnung *Rudbeckia purpurea* auf: So wurde die Pflanze im 18. Jahrhundert nach dem schwedischen Botaniker Olaf Rudbec genannt. Auch Bücher über Gartenpflanzen enthalten oft noch diese unkorrekte Bezeichnung. (So manche botanische Verwirrung ließe sich vermeiden, würden alle, die es angeht, stets den international gebräuchlichen Pflanzennamen benutzen; siehe dazu auch Kapitel 2.)

Und noch ein Warnhinweis: Falls Sie Echinacea als Heilpflanze selbst anbauen wollen, müssen Sie auf andere Echinacea-Sorten im selben Garten leider verzichten – und können nur hoffen, daß Ihre Nachbarin oder Ihr Nachbar nicht auch Geschmack an Zier-Varietäten dieser schönen Pflanze findet. Der Sonnenhut hybridisiert nämlich sehr leicht, das bedeutet: Auf engem Raum nebeneinander wachsende Sorten kreuzen sich oft miteinander und bilden neue, »Hybriden« genannte Mischpflanzen, die genetische Eigenschaften beider »Eltern« aufweisen – und damit womöglich zwar mehr Farbenpracht, aber weniger heilsame Wirksubstanzen.

Der Rote Sonnenhut ist ziemlich anspruchslos; er gedeiht auf fast jedem nicht zu trockenen Gartenboden, sowohl in der Sonne wie auch im leichten Halbschatten (jedoch nicht auf der sonnenlosen Nordseite). Die Pflanzen lassen sich durch ihre bewurzelten Ausläufer vermehren, oder Sie teilen die Stauden vorsichtig. Die beste Zeit dafür ist im Frühjahr oder Herbst.

Echinacea-Ernte nach den Mondregeln

Wenn Sie im Garten nach dem Mondkalender arbeiten – was Pflanzen erfahrungsgemäß am besten bekommt –, sollten Sie folgendes berücksichtigen:

- Einpflanzen, Teilen, Umpflanzen, Zurückschneiden bei abnehmendem Mond, bis maximal drei Tage vor Neumond, wenn die Säfte der Pflanze sich nach innen und unten konzentrieren (der Rote Sonnenhut zählt zu den Astern, nicht zu den Kräutern, die generell bei zunehmendem Mond gepflanzt werden sollten).

- Gießen und Düngen (ausschließlich mit organischem Dünger, etwa Pflanzenjauche) ebenfalls bei abnehmendem Mond, es sei denn, der Sommer ist sehr heiß, und Sie müssen öfter gießen.

- Unkrautjäten und Schädlingsbekämpfung (ausschließlich mit biologischen Mitteln) stets bei abnehmendem Mond.

- Ernten des Krauts oder der Ganzpflanze zum Trocknen: am besten im Quartal zwischen Vollmond und abnehmendem Halbmond, auf jeden Fall aber bei abnehmendem Mond.

- Ernten der Wurzel zum Trocknen, falls nur diese verwendet werden soll: bei zunehmendem Mond, am besten kurz vor Vollmond, wenn die meisten Wirkstoffe darin konzentriert sind.

- Ernten der Frischpflanze zur alsbaldigen Verwendung, etwa als Tee: zur Blütezeit, am besten im Quartal zwischen zunehmendem Halbmond und Vollmond.

- Kraut und/oder Wurzeln zerkleinern und in Alkohol oder Öl einlegen: bei abnehmendem Mond bis kurz vor Neumond, sonst gärt die Mischung zu rasch oder setzt Schimmel an.

Die »Mondgärtnerin« Ute York gibt darüber hinaus auch noch spezielle Tips für Menschen, die den Stand des Mondes in den zwölf Tierkreiszeichen mit berücksichtigen wollen (siehe Buchtips S. 202).

Danach pflanzen Sie den Sonnenhut am besten, wenn der Mond – nicht: die Sonne! – gerade in den Fischen, im Stier, im Krebs, in der Waage oder im Skorpion steht; »Erntemonde« sind vor allem Widder, Zwilling und Jungfrau. Alle anderen eignen sich am besten zum Umgraben, Jäten und zur Schädlingsbekämpfung.

Sobald die Pflanzen etwa 60 bis 70 Zentimeter hoch geworden sind, sollten Sie sie abstützen: Sie wachsen bis zu einem Meter empor und können dann im Wind leicht abknicken.

Wenn Sie den Roten Sonnenhut ziemlich oft bei Erkrankungen des Alltags als frische oder getrocknete Pflanze samt Wurzel benutzen wollen, müssen Sie mindestens zwei Quadratmeter Platz im Garten dafür vorsehen. Sind es zu wenige, tut es Ihnen um jede einzelne Pflanze leid, die Sie zur Arzneiherstellung ernten – und Sie geben diesen Vorsatz allzu rasch wieder auf.

Der wildlebende Rote Sonnenhut ist eine mehrjährige Pflanze, der auch der Winter nicht viel anhaben kann, vorausgesetzt, sie wurde nach der Blüte (bei abnehmendem Mond) kräftig zurückgeschnitten. Wer ein übriges tun will, kann die Stauden mit Mulch oder Strohmatten vor großer Kälte und Schneemassen schützen. Unbedingt nötig ist das aber nicht.

Tinkturen, Tees und Pflanzenbrei aus eigener Herstellung

Während der Blütezeit können Sie die ganzen Pflanzen im Bedarfsfall frisch ernten, im Mai/Juni sowie bis in den Spätherbst hinein auch nur die frischen Wurzelausläufer. Für die restliche Zeit sollten Sie vorsorgen, indem Sie haltbare Auszüge aus den Frischpflanzen zubereiten; sie lassen sich in Alkohol etwa ein Jahr, in Salbengrundlage ein gutes halbes Jahr (am besten im Kühlschrank) aufbewahren.

Bündeln Sie die Pflanzen und hängen Sie sie kopfüber an einen trockenen, luftigen Ort ohne jede Sonneneinstrahlung, wo sie langsam trocknen und nicht verstauben (Speisekammer, Speicher, Dachzimmer, trockener Kellerraum), oder legen Sie sie locker und leicht ausgebreitet auf Roste im Backofen und trocknen Sie sie bei niedrigen Temperaturen (Ofentür dabei etwas offenlassen, damit die Feuchtigkeit entweichen kann). Die Wurzeln brauchen zum Trocknen etwas länger, daher am besten vorher abschneiden und etwas zerkleinern. Wenn die Pflanzenteile »knistern«, sind sie fertig getrocknet. In Leinenbeutel verpackt an einem trockenen, dunklen Ort aufheben.

Aufguß (Heiltee)

Pro Tasse Tee etwa 4 bis 5 Gramm Pflanzenteile (einen großen Eßlöffel voll) rechnen. Trockenpflanzen zerkleinern; Wasser zum Kochen bringen (nicht in einem Aluminiumtopf!), die Pflanzenteile in einen größeren Teesiebbeutel oder direkt in die Teekanne geben; sie sollte aus Porzellan, Glas oder Steingut sein, nicht aus Metall. Gießen Sie das kochende Wasser über die Pflanzen – etwa zehn Teile Wasser auf ein Teil Pflanzen; lassen Sie das Ganze zehn Minuten zugedeckt ziehen. Danach bei Bedarf abseihen und den Tee in kleinen Schlucken trinken. Einmal zubereiteter Tee kann eine Weile warmgehalten und auch kalt getrunken, sollte jedoch nicht wieder aufgewärmt werden, weil dabei wertvolle Inhaltsstoffe verlorengehen.

Abkochung (Absud)

Frische oder getrocknete Pflanzen grob zerkleinern, mit kaltem Wasser in einem Steinguttopf ansetzen, so daß die Pflanzenteile gut bedeckt sind; unter Rühren zum Kochen bringen, dann die

Temperatur zurückschalten und bei geringer Hitze 15 bis 20 Minuten köcheln lassen, dabei verdampfendes Wasser immer wieder nachfüllen. Anschließend in ein anderes Gefäß abseihen. Sie können den Absud als starken Heiltee trinken oder für Umschläge und Packungen benutzen. Er sollte noch am selben Tag verbraucht werden; bei Echinacea-Behandlung über mehrere Tage hinweg lieber täglich frisch zubereiten.

Kaltauszug

Leicht zerkleinerte, frische oder getrocknete Pflanzenteile einige Stunden lang in kaltem Wasser, in Wein oder Hochprozentigem (etwa in Wodka, Gin, Grappa ohne Zusätze) einweichen, den Sud mitsamt den Pflanzen dann auf Körpertemperatur (36 bis 37 °C) anwärmen und in ein Porzellan-, Glas- oder Steingutgefäß mit ebensolchem Deckel abseihen; nach Bedarf für Umschläge, Packungen, Einreibungen oder als Gurgellösung benutzen. Wenn Sie den Sonnenhut in kaltgepreßtem Pflanzenöl (Olive, Sesam, Distel, Sonnenblume) einweichen, haben Sie ein gutes Heilöl für die Behandlung größerer Hautpartien oder die Lippenpflege zur Verfügung. Es hält sich jedoch nur einige Wochen lang; am Geruch erkennen Sie, ob es ranzig geworden ist. Dann sollten Sie es sofort weggießen. Gefäße kühl, trocken und dunkel aufbewahren.

Tinktur

Zerkleinerte Pflanzenteile über Nacht in reinem Alkohol (aus der Apotheke) oder höherprozentigen Alkoholika (Grappa, Wodka, »klare« Schnäpse ohne starken Eigengeschmack) einlegen, morgens in ein Aufbewahrungsgefäß aus Glas, Porzellan oder Steingut mit ebensolchem Deckel abseihen. Tinkturen eignen sich zur Einnahme als Tropfen, zum Einreiben, zum Aufträufeln auf kleinere Wunden bzw. Pflaster, etwas verdünnt auch zum Gurgeln und Mundauspinseln. Bei dunkler, kühler Lagerung halten sie sich mindestens ein Jahr.

Preßsaft

Für frischen Preßsaft zum Einnehmen in akuten Situationen brauchen Sie, je nach Bedarf, mindestens drei bis vier Frischpflanzen, die Sie sauberschütteln (nur die Wurzel unter Wasser abspülen, dann trockentupfen!) und leicht zerkleinern. Geben Sie sie dann in einen Mixer oder Entsafter, in dem sich keine hohen Temperaturen entwickeln (kleinste Stufe einstellen), und pressen Sie den Saft aus. Er sollte möglichst noch am selben Tag verbraucht werden. Wenn Sie dem Saft hochprozentigen Alkohol zusetzen – Daumenpeile: zwei Teile Alkohol auf einen Teil Preßsaft –, können Sie daraus auch eine Lösung zubereiten, die sich über ein Jahr lang hält. Pflanzenteile dürfen darin jedoch nicht mehr enthalten sein, also den Saft ins Aufbewahrungsgefäß abseihen.

Brei

Für Umschläge und andere äußere Anwendungen kann ein Pflanzenbrei nützlich sein. Ernten Sie dazu mehrere Frischpflanzen samt Wurzel (Anzahl nach Bedarf, mindestens drei bis vier) und säubern Sie die Wurzel unter fließendem Wasser, das Kraut nur durch Ausschütteln oder kurzes Eintauchen in Wasser, damit etwaige Insekten herausgespült werden. Dann Kraut und Wurzeln zerhacken, wie für eine Suppeneinlage, und anschließend im Mörser per Hand oder im Pürierer (kleinste Stufe) zu Brei verarbeiten. Dieser Frischbrei muß so rasch wie möglich, auf jeden Fall noch am selben Tag, verbraucht werden.

Salbe

Besorgen Sie sich eine Fettgrundlage (am besten Lanolin, keine aus Erdöl hergestellte Vaseline!) in der Apotheke und arbeiten Sie die Echinacea-Tinktur oder den Kaltauszug teelöffelweise hinein; Daumenpeile: ein Teelöffel Tinktur auf einen Eßlöffel Salbengrundlage. Solche Salben ohne Konservierungsmittel sollten am besten im Kühlschrank gelagert werden, sind aber dennoch nicht unbegrenzt haltbar. Bei ranzigem Geruch oder trübem, grauem Aussehen sofort wegwerfen.

Sonnenhut gegen Insekten

Fliegen werden kaum je um Ihren Trockenstrauß oder Ihr Echinacea-Aufbewahrungsgefäß kreisen: Der Sonnenhut enthält nämlich die Substanz Echinacein, die sich in wissenschaftlichen Studien als giftig für die Stubenfliege, aber auch für den Kakerlaken und den Gelben Mehlwurm erwies. Studien aus den achtziger Jahren zeigten, daß die gleiche Substanz auch die Larven eines Wurms vergiften kann, der sich mit Vorliebe von Maispflanzenwurzeln ernährt. Der Inhaltsstoff Echinolon wiederum verhält sich wie ein sogenanntes Juvenilhormon, welches das Wachstum reguliert, und kann den Gelben Mehlwurm davon abhalten, »erwachsen« zu werden und sich zu vermehren. (3)

Im Zuge der Forschung nach biologischen, umweltfreundlichen Insektiziden lag es daher nahe, auch den Sonnenhut auf diese Eigenschaften hin zu testen. In den späten achtziger Jahren nahmen daher Forscherinnen und Forscher der Agrar- und Gartenbauabteilung der Staatlichen Universität von South Dakota verschiedene Echinacea-Varietäten unter die Lupe, um aus ihnen ein Insektizid für Sonnenblumenfelder zu gewinnen: Rund 25 Prozent der Sonnenblumenernte dieses Staates geht jährlich durch Wurmbefall verloren.

Leider erging es diesem interessanten Forschungsprojekt wie so vielen, deren Ergebnisse zugunsten der Natur, aber nicht zugunsten der Gewinnbilanzen großer Pestizid- und Insektizidhersteller ausfallen könnten: Nach wenigen Jahren wurde der Geldhahn zugedreht, zugunsten von Studien »mit höherer Priorität«, wie Foster es höflich ausdrückt. (4)

Das heißt jedoch nicht, daß die Studien nicht von anderer interessierter Seite wieder aufgenommen werden könnten. Und auch Sie selbst können einmal die Probe aufs Exempel machen: Probieren Sie aus, ob Echinacea-Preßsaft oder -Tinktur, dem Gießwasser zugesetzt oder mittels Sprühgerät auf insektengefährdeten Pflanzen verteilt, die Schädlinge tatsächlich abhält oder ihnen sogar den Garaus macht. Falls es klappt, haben Sie mit Echinacea nicht nur eine schöne Zier- und Heilpflanze in Ihrem Garten, sondern auch die Grundlage für ein natürliches Insektenbekämpfungsmittel.

Die Artenvielfalt schützen

In vielen Teilen der Vereinigten Staaten finden Sie den Sonnenhut noch wildwachsend vor. Manche Arten sind jedoch durch Raubzüge aller Art, auch zu medizinischen Zwecken, schon stark gefährdet oder sogar akut vom Aussterben bedroht. Das gilt zum Beispiel für *Echinacea laevigata*, die dem Roten Sonnenhut recht ähnlich sieht, aber fast haarlos ist und schmalere Blätter aufweist: In ganz Amerika sind nur noch 15 Wildpopulationen bekannt. Sehr selten ist auch *Echinacea tennesseensis* geworden, die im Gegensatz zu anderen wilden Sonnenhut-Arten himmelwärts wachsende Blütenblätter besitzt. Sie wurde oft mit *Echinacea angustifolia* verwechselt und daher beinahe ausgerottet. Heute stehen beide Arten unter Naturschutz.

Auf Reisen durch die USA sehen Sie vielleicht einmal in einem Zedernhain oder einer Wiese am Wegesrand wunderschöne

Echinacea-Köpfe, die sich im Wind wiegen. Doch selbst wenn Sie inzwischen ein Sonnenhut-Fan geworden sind und sich botanisch in seiner Familie schon gut auskennen: Lassen Sie Wildpflanzen stehen, wo sie wachsen. Pflücken Sie sie nicht und graben Sie schon gar keine Wurzeln aus. Sie könnten einem Irrtum erliegen, der sich für die raren Spezies vielleicht als tödlich erweist. Bewundern und schützen Sie den Sonnenhut in freier Natur, ziehen Sie die farbenfrohen Varietäten in Ihrem eigenen Garten, nutzen Sie den Roten Sonnenhut als Heilpflanze. Damit erweisen Sie diesem Geschenk der Natur – und indianischer Völker – an uns die ihm gebührende Ehre.

Bücher zum Weiterlesen:

Graf, Claudia: Gärtnern mit dem Mond. Mit Aussaatkalender bis ins Jahr 2000. Mosaik Verlag, München 1994.

Mayr, Rupert/ Zeltner, Renate: Vom Umgang mit den Zeichen der Natur. Ganzheitlich denken in Garten, Haushalt, Landwirtschaft. Handfeste Gartenpraxis rund ums Jahr. Mosaik-Verlag, München 1996.

Mayr, Rupert/ Zeltner, Renate: Vom Umgang mit den Früchten der Natur. Ernten, Sammeln, Verarbeiten, Einmachen, Rezepte, Anleitungen, traditionell und moderne Praxis. Mosaik Verlag, München 1997.

Pahlow, M.: Das große Buch der Heilpflanzen. Gräfe und Unzer Verlag, München 1989.

Paungger, Johanna/ Poppe, Thomas: Vom richtigen Zeitpunkt. Die Anwendung des Mondkalenders im täglichen Leben. Heinrich Hugendubel Verlag, 22. Aufl., München 1995.

Rößler, Helmut: Die große Heilpflanzenpraxis. BLV Verlagsgesellschaft, München, Wien, Zürich 1984.

Weidinger, Hermann Josef: Leben aus der Natur. Heilkräuter anbauen, sammeln, nützen, schützen. Fritz Molden Verlag, Wien, München 1989.

York, Ute: Mondzeit. Ein praktischer Ratgeber zur Nutzung der geheimnisvollen Kräfte des Mondes. Mit Mondkalender. Droemer Knaur Verlag, München 1995.

Danksagung

Bei jeder Arbeit an einem Buch stellen sich neue Herausforderungen, neue Fragen, die ohne kompetente Hilfe kaum zu bewältigen sind. Für die Hilfsbereitschaft, Unterstützung, Auskünfte, Informationsmaterial, Anregungen und sachliche Korrekturen danke ich vor allem Dr. rer. nat. Manfred Arning, Stuttgart, der Heilpraktikerin Stefanie Gödert-Müller, Pfarrkirchen, dem Heilpraktiker und Vorstandsmitglied des Homöopathie-Forums Gauting, Oliver Müller, der Pharmakologin und Homöopathie-Fachfrau Dr. rer. nat. Sabine Niederle, Karlsruhe, der Medizinjournalistin Renate Scholz, Hamburg, dem Pharmakologen Dr. rer. nat. Ingo Stuhlfauth, Köln, sowie dem Allgemeinarzt und Umweltmediziner Dr. med. Harry Tuchscherer, Mühldorf/Inn.

Bedanken möchte ich mich außerdem bei folgenden Herstellern, die mich bei meiner Arbeit mit Fachpublikationen, Archiv- und firmeneigenen Unterlagen unterstützen: der Deutschen Homöopathie-Union, Karlsruhe, der Hevert-Arzneimittel GmbH & Co. KG, Soberheim/Nahe, der ratiopharm GmbH & Co., Ulm, der Madaus AG, Köln, sowie dem Salus-Haus, Bruckmühl (Obb.).

Mein Dank geht außerdem an meine Mutter, Anni Kraus, die sich als erste Leserin in das Rohmanuskript vertiefte, an meinen Mann Gianni Scorzelli, der mich wie immer nach Kräften im Arbeitsprozeß unterstützte, und an meine Lektorin Henriette Zeltner für ihr stets scharfes Auge und die gute Zusammenarbeit.

Mühldorf/Imperia im Oktober 1997   Margaret Minker

Anhang

Quellen- und Literaturhinweise

1. Kapitel

(1) Bauer, Rudolf/Wagner, Hildebert: Echinacea. Handbuch für Ärzte, Apotheker und andere Naturwissenschaftler. Wissenschaftliche Verlagsgesellschaft, Stuttgart 1990.

(2) Hungry Wolf, Beverly: Die weisen Frauen der Indianer. Neuauflage, Scherz Verlag, Bern, München, Wien 1994.

(3) Leachman, J. S., in: The Gleaner, Okt. 1914, zitiert nach Foster (siehe unten).

(4) Foster, Steven: Echinacea – Nature's Immune Enhancer. Healing Arts Press, Rochester/ Vermont 1991 (noch nicht auf deutsch erschienen).

(5) Moerman, D. E.: Medicinal Plants of Native America. 2 Bände. University of Michigan Museum of Anthropology, Ann Arbor 1986.

(6) Hartwell, J. L.: Plants used against cancer. Llyodia 32, 1969, zitiert nach Foster, a. a. O.

(7) Foster, a. a. O.

(8) Foster, a. a. O.

(9) Lloyd, John Uri: Echinacea angustifolia. Lloyd Brothers, Cincinnati 1923, zitiert nach Bauer/ Wagner, a. a. O.

(10) Foster, a. a. O.

(11) Bauer/ Wagner, a. a. O.

(12) Lloyd, Curtis G.: Should Discoveries Made by Physicians be Protected? Ann. Eclectic Med. Surg. 4/ 1883.

(13) Lloyd, John Uri: A treatise on Echinacea. Lloyd Brothers, Cincinnati 1924, zitiert nach Foster, a. a. O.

(14) King, John: Echinacea angustifolia. Eclectic Medical Journal 42/ 1887, zitiert nach Foster, a. a. O.

(15) Felter, Harvey Wickers: The newer materia medica. I. Echinacea. Eclectic Medical Journal 58/ 1898, zitiert nach Foster, a. a. O.

(16) Journal of the American Medical Association (JAMA), 27. 2. 1909, zitiert nach Foster, a. a. O.

(17) JAMA, 27. 11. 1909, zitiert nach Foster, a. a. O.

(18) Couch, J. F./ Giltner, L. T.: An experimental study of Echinacea therapy. Journ. Agric. Research 20/ 1920, zitiert nach Foster, a. a. O.

(19) Hänsel, R./ Keller, K./ Rimpler, H./ Schneider, G. (Hrsg.): Hagers

Handbuch der Pharmazeutischen Praxis. Springer Verlag Heidelberg, New York, Tokio 1993.
(20) Foster, Steven, a. a. O.
(21) Miller, P.: Allgemeines Gärtner-Lexikon, 3. Teil. Nürnberg 1776, zitiert nach Bauer/ Wagner, a. a. O.
(22) Beckurts, H.: Die Wurzel von Echinacea angustifolia DC. Apotheker-Zeitung 12/1879, zitiert nach Bauer/ Wagner, a. a. O.
(23) Allgemeine Homöopathische Zeitung No. 1 und 2, Leipzig, 4. 7. 1901.
(24) Schwabe, Wilmar: Dr. Wilmar Schwabes Homöopathisches Arzneibuch. Georg Thieme Verlag, Leipzig 1924.
(25) Madaus, G.: Lehrbuch der biologischen Heilmittel, Bd. II, Georg Thieme Verlag, Leipzig 1938.
(26) Bauer/ Wagner, a. a. O.

2. Kapitel

(1) Sayre, L. E.: Echinacea angustifolia. Drug Circ. 48/1904, zitiert nach Foster, a. a. O.
(2) zitiert nach Foster, a. a. O.

3. Kapitel

(1) Lloyd, John Uri: A Treatise on Echinacea angustifolia. Drug Treatise No. XXX, Lloyd Brothers, Cincinnati 1917, zitiert nach Bauer/ Wagner, a. a. O.
(2) Bauer/ Wagner, a. a. O.
(3) Bauer/ Wagner, a. a. O.
(4) Schwabe, Wilmar: Homöopathisches Arzneibuch
(5) Deutsches Arzneibuch, 10. Ausgabe (DAB 10), 1991.
(6) Kommission E: Monographien »Echinacea purpureae herba«, Bundesanzeiger Nr. 43 vom 2. 3. 1989, »Echinacea pallidae radix«, Bundesanzeiger Nr. 162, 29. 8. 1992.
(7) Kommission E: Negativ-Monographien »Echinacea purpureae radix«, »Echinacea angustifoliae/- pallidae herba«, Bundesanzeiger Nr. 162, 29. 8. 1992.
(8) Minker, Margaret: Naturheilkunde. Das Handbuch für Frauen. Verfahren, Beschwerden und Beratung von A-Z. Deutscher Taschenbuch Verlag, München 1995.

4. Kapitel

(1) Büsing, K. H.: Hyaluronidsehemmung durch Echinacea. Arznei-mittelforschung (Drug Research) Nr. 2/1952.

(2) Bauer/ Wagner, a. a. O.

(3) Bauer/ Wagner, a. a. O.

(4) Orinda, D., et al.: Antivirale Aktivität von Inhaltsstoffen der Komposite Echinacea purpurea. Arzneimittel-Forschung 23/1973.

(5) Wacker, A./ Hilbig, W.: Virushemmung mit Echinacea purpurea. Planta Medica 33/1978.

(6) Bauer/ Wagner, a. a. O.

(7) Jung, H.-D./ Schröder, H.: Zur antimykotischen Wirksamkeit pflanzlicher Extrakte. Arch. f. Dermat. u. Syphilis 197/1954.

(8) Lohmann-Matthes, M. L./ Wagner, H.: Aktivierung von Makrophagen durch Polysaccharide aus Gewebekulturen von Echinacea purpurea. Zeitschrift für Phytotherapie 10/1989.

(9) Mostbeck, A./ Studlar, M.: Experimentelle Untersuchungen eines Pflanzenextraktes aus Echinacea purpurea MOENCH als unspezifischer Reizkörper. Wiener Med. Wochenschrift 112/1962.

(10) Heuschneider, J.: Dissertation, Gießen 1969, zitiert nach Bauer/ Wagner, a. a. O.

(11) Büsing, K. H., in: Zeitschrit für Immunitätsforschung u. experimentelle Therapie 115/1958 sowie in: Allerg. Asthma 4/1959, zitiert nach Bauer/Wagner, a. a. O.

(12) Bauer/ Wagner, a. a. O.

(13) Zydek, Franziska/ Crivelli, Giosanna: Menschen in Tschernobyl. Vom Leben mit der Katastrophe. Zytglogge Verlag, Bern, Bonn, Wien 1990.

(14) Zydek, Franziska: persönliche Mitteilung vom 20. 3. 1997.

(15) zitiert nach Hänsel, R., et al., a. a. O.

(16) zitiert nach Bauer/ Wagner, a. a. O.

(17) Bauer/ Wagner, a. a. O.

(18) Hänsel et al., a. a. O., und Funke, Hans: Neue Erkenntnisse über Echinacea. Zeitschrift für Phytotherapie, 4. Jahrg., Heft 5/1983.

(19) Coeugniet, E. G./ Kühnast, R., in: Therapiewoche 36/1986, zitiert nach Hänsel et al., a. a. O.

(20) Baetgen, D., in: Med. Monatsschrift 18. Jahrg. 3/1964, zitiert nach Funke, a. a. O.

(21) Zimmermann, O., in: Hippokrates 6/1969, zitiert nach Funke, a. a. O.

(22) Bauer/ Wagner, a. a. O.

(23) Fisher, Jeffrey A.: Die neuen Seuchen der Menschheit. Wilhelm Heyne Verlag, München 1996.

(24) Cannon, Geoffrey: Antibiotika. Die sanften Killer. Droemer Knaur, München 1996.

(25) Hunsdorfer, N. W.: Zur Behandlung der Grippe. Ärztliche Praxis Jahrg. IV, 8/1954.

(26) Bauer/ Wagner, a. a. O.

(27) Bräunig, B./ Knick, E.: Therapeutische Erfahrungen mit Echinacea pallida bei grippalen Infekten. Naturheilpraxis 1/1993.

(28) Bräunig, B., et al.: Echinacea purpurea radix: Zur Stärkung der körpereigenen Abwehr bei grippalen Infekten. Zeitschrift für Phytotherapie 13/1992.

(29) Schöneberger, Dieter: Einfluß der immunstimulierenden Wirkung von Preßsaft aus Herba Echinaceae purpureae auf Verlauf und Schweregrad von Erkältungskrankheiten. Forum Immunologie 8/1992 (Sonderdruck).

(30) Schmidt, U., et al.: Pflanzliches Immunstimulans senkt Häufigkeit grippaler Infekte. Natur- und Ganzheitsmedizin 3/1990.

(31) Wember, S.: Wirtschaftliche Therapie bei akuter Tonsillitis. Landarzt 29/1953, zitiert nach Firmenbroschüre Madaus, Köln 1991.

(32) Daners, G.: Über die Behandlung chronisch-rezidivierender Nasenhöhleneiterungen mit Supracillin-Echinacin. Beihefte zu Hals-, Nasen-, Ohrenheilkunde 5/1955, zitiert nach Firmenbroschüre Madaus, a. a. O.

(33) Bauer/ Wagner, a. a. O.

(34) Moell, O. H.: Echinacin bei entzündlichen Genitalprozessen der Frau. Therapiewoche 9/1951.

(35) Boshamer, K.: Lehrbuch der Urologie. Gustav Fischer Verlag, 7. Aufl. 1968, zitiert nach Firmenbroschüre Madaus, a. a. O.

(36) Bauer, K. M.: Diagnose und Therapie der Kongestionsprostatitis. Landarzt 34/1985, sowie ders.: Die chronisch-unspezifische Adnexitis des Mannes und ihre derzeitige Behandlung. Medizinische Wochenzeitschrift 50/1957.

(37) Boshamer, K.: Therapie der Prostatitis in der Praxis. Therapiewoche 6, 7, 1951/1952.

(38) Uhlmann, W.-J., in: Medizinische Wochenzeitschrift 2/1958, zitiert nach Firmenbroschüre Madaus, a. a. O.

(39) Reuß, D., in: Rheuma 5/1986, zitiert nach Foster, a. a. O.

(40) Münnich, A.: Die primär-chronische Polyarthritis. Münchner Med. Wochenschrift 98/1956, zitiert nach Firmenbroschüre Madaus, a. a. O.

(41) Luettig et al.: Macrophage Activation by the Polysaccharide Arabinogalactan Isolated from Plant Cell Cultures of Echinacea purpurea. Journ. National Cancer Institute 27/1981, zitiert nach Firmenbroschüre Madaus, a. a. O.

(42) Lersch, C., et al.: Ambulante Chemoimmuntherapie mit niedrig dosiertem Cyclophosphamid (NDC), Thymostimulin und Echinacin bei Patienten mit fortgeschrittenen soliden Tumoren. Der Kassenarzt 41/1990.

5. Kapitel

(1) Arnulphy, B. S.: Bemerkungen über Echinacea angustifolia, vorgetragen auf der Tagung der homöopathischen Ärzte Südostfrankreichs und der romanischen Schweiz, Marseille, 24. 5. 1925, in: Allgemeine Homöopathische Zeitung Band 174, Nr. 1, 1926.

(2) Leeser, Otto: Lehrbuch der Homöopathie. Band II, Pflanzliche Arzneistoffe. Karl F. Haug Verlag, Heidelberg.

(3) zitiert aus: Allgemeine Homöopathische Zeitung, Band 143, Nr. 1 und 2, 1901.

(4) Vint, Peter: Der Neue Clarke. Eine Enzyklopädie für den homöopathischen Praktiker, Band 3. Verlag für homöopathische Literatur, Bielefeld 1991.

(5) Leeser, Otto, a. a. O.

(6) Mezger, Julius: Gesichtete Homöopathische Arzneimittellehre, Band I. Karl F. Haug Verlag, Ulm.

(7) Arnulphy, B. S., a. a. O.

(8) zitiert nach Boudard: Echinacea in der Gynäkologie, in: Allgemeine Homöopathische Zeitung 8, Band 174, Nr. 1, 1926.

(9) Boericke, William: Handbuch der homöopathischen Materia medica. Karl F. Haug Verlag, Heidelberg.

(10) Leeser, Otto, a. a. O.

(11) Vint, Peter: Der Neue Clarke, a. a. O.

(12) Bauer/ Wagner, a. a. O.

(13) Möller, H./ Naumann, H.: Immunstimulation mit Echinacea D4 bei leukopanischen Infekten. Therapeutikon 1/1987.

(14) Enbergs, H./ Woestmann, A.: Untersuchungen zur Stimulierung der Phagozytoseaktivität von peripheren Leukozyten durch verschiedene Dilutionen von Echinacea angustifolia, gemessen an der Chemoluminiszenz aus dem Vollblut. Tierärztliche Umschau 41/1986.

(15) zitiert nach Mezger, Julius, a. a. O.

(16) Colborn, Theo, et al., a. a. O.

6. Kapitel

(1) siehe hierzu Bauer/ Wagner, a. a. O.

(2) Pharmazeutische Stoffliste 1994.

7. Kapitel

(1) Bauer/ Wagner, a. a. O.

(2) Hänsel, R., et al., a. a. O.

(3) Wagner, H./ Wiesenauer, M.: Phytotherapie. Phytopharmaka und pflanzliche Homöopathika. Gustav Fischer Verlag, Stuttgart, Jena, New York 1995.

8. Kapitel

(1) Foster, Steven, a. a. O.

(2) siehe Quellenangabe 8, Kapitel 3.

(3) Hansen, Friedrich: Echinacea unter Verdacht, in: DIE ZEIT‹, Ausgabe 20 vom 10. 5. 1996.

(4) Bauer, Rudolf / Wagner, Hildebert: Echinacea - Kein Grund zur Panik, in: Deutsche Apotheker Zeitung Nr. 136 vom 6. 6. 1996.

(5) Bauer/ Wagner: Echinacea-Handbuch für Ärzte etc., a. a. O.

(6) Schöneberger, Dieter, a. a. O.

(7) siehe dazu Bauer / Wagner, Echinacea-Handbuch, a. a. O., sowie Echinacea-Monographien, siehe Quellenangaben 7 und 8, Kapitel 3.

(8) Persönliche Mitteilung der Fa. Madaus vom 22. 11. 1996.

9. Kapitel

(1) Röber, Rolf/ Dietrich, Fritz/ Neumann, W.-D. (Hrsg.): Das neue Gartenlexikon. Aktualisierte Ausgabe. Mosaik Verlag, München 1996.

(2) Foster, Steven, a. a. O.

(3) Foster, Steven, a. a. O.

(4) Foster, Steven, a. a. O.

Register der Gesundheitsstörungen

Das medizinische Hausbuch für die ganze Familie – damit Gesundheit kein Zufall bleibt

Medizin für jedermann
Fragen und Antworten
Von Prof. Dr. med. Robert E. Rothenberg
Herausgegeben von
Prof. Dr. med. Hermann S. Füeßl
dtv 36009

›Medizin für jedermann‹ ist der klassische Ratgeber zur Gesundheit. Bau und Funktion des gesunden Körpers werden verständlich erklärt, Symptome, Diagnose und Behandlungsmethoden von Krankheiten eingehend beschrieben. Das Frage-und-Antwort-Prinzip klärt Schritt für Schritt alle Fragen und gibt außerdem eine gute Vorbereitung für den Arztbesuch. Wer mehr weiß, kann besser fragen und erhält befriedigendere Antwort.

Mit ausführlichem Sachregister zum raschen Auffinden des gesuchten Problemfeldes.

dtv